LA FONCTION GUÉRISSEUSE

Compétences Interculturelles

Collection dirigée par Altay A. Manço

Compétences Interculturelles est une collection destinée à présenter les travaux théoriques, empiriques et pratiques des chercheurs scientifiques et des acteurs sociaux qui ont pour but d'identifier, de modéliser et de valoriser les ressources et les compétences interculturelles des populations et des institutions confrontées à la multiplicité des référents socioculturels et aux contacts des différentes cultures. Les compétences interculturelles se révèlent capitales, notamment dans le double effort d'intégration positive des personnes issues de migrations, qui doivent à tout le moins se positionner à la fois par rapport à la société d'accueil et par rapport aux milieux d'origine, eux-mêmes en constante transformation. Les travailleurs sociaux au sens large, les enseignants, d'autres intervenants, mais également les décideurs chargés des politiques d'accueil et d'intégration des migrants et des minorités culturelles sont concernés par ce type de compétences professionnelles pour mener à destination de ces publics des actions de développement social et pédagogique efficaces. Même si l'objectif de la présente collection est prioritairement de faire connaître les travaux de **l'Institut de Recherche, Formation et Action sur les Migrations (IRFAM)** et de ses nombreux partenaires internationaux, cet espace d'expression est ouvert aux équipes pluridisciplinaires qui souhaitent contribuer à l'approfondissement des savoirs et des savoir-faire en matière de développement interculturel.

Déjà parus

Michèle VATZ LAAROUSSI (dir.), *Dynamiques familiales, socio-juridiques et citoyennes dans la migration*, 2016.

Brigitte TISON (dir.), *Regards croisés sur des prises en charge de familles africaines en France et en Afrique*, 2014.

Andrea GERSTNEROVÁ, T*emps de crise et vie associative, Migrants de l'Afrique subsaharienne et des Balkans en Europe,* 2014.

Brigitte TISON, *Identités, codes et valeurs en Chine*, 2013.

Daniel Schurmans

La fonction guérisseuse

Essai comparatiste sur les pratiques de guérison
Qu'est-ce que guérir ? Qui guérit ? Comment ?

L'Harmattan

L'illustration de la page de couverture est la copie d'un bas-relief du palais royal d'Abomey (Bénin). Elle représente le vodoun Dan Ayidohwédo, « le maximum d'énergie dans un mouvement continu » entre le monde des dieux et celui des humains.

5-7, rue de l'École-Polytechnique, 75005 Paris

www.harmattan.com
diffusion.harmattan@wanadoo.fr

ISBN : 978-2-343-10040-1
EAN : 9782343100401

À la mémoire d'Adiro Abogounrin

Du même auteur :

Le diable et le bon sens. Psychiatrie anthropologique de l'Afrique Noire à l'Europe, Paris, L'Harmattan, coll. Santé, sociétés et cultures, 1994. Préface de Guy Jucquois. ISBN : 2-7384-2773-1

L'Homme qui souffre. Anthropologie de la souffrance psychique et des réponses thérapeutiques, PUF, coll. Souffrance et théorie, 2010. ISBN : 978-2-13-058252-6

SOMMAIRE

Introduction : Eloge des connaissances incertaines

Un *guérisseur*… le mot est beau. Il est aujourd'hui discrédité. Dans l'usage courant, il est synonyme de charlatan. Pourtant, les hommes ont toujours eu besoin de guérisseurs. Ils en ont encore besoin de nos jours. Mais aujourd'hui, leur fonction, la *fonction guérisseuse*, est dévolue et réservée à des gens qui ont reçu une formation scientifique. À la différence des guérisseurs traditionnels, mais aussi de la plupart des médecins de campagne d'autrefois, les médecins d'aujourd'hui doivent conformer leur pratique aux principes, épistémologiques et déontologiques, qui régissent la science expérimentale. On connaît la fécondité de ces principes, on sait le bond qu'ils ont fait faire à la connaissance en général, et notamment à la connaissance médicale. Dès lors, il était inévitable que les pratiques non scientifiques soient disqualifiées. Avec elles ont été disqualifiés les praticiens qui s'en réclament, et qu'on appelle aujourd'hui guérisseurs. Mais il serait dangereux que la médecine scientifique oublie qu'elle partage, avec de multiples autres pratiques contemporaines ou disparues, la *fonction guérisseuse*, qui représente au fond sa raison d'exister. D'ailleurs, les guérisseurs aussi continuent d'exister. En sous-main, sans diplômes ni reconnaissance, ils ne cessent d'intéresser les gens, des gens pas toujours naïfs, pas toujours grugés. Le but de cet ouvrage, issu d'une série de conférences organisées en 2006-2007 pour un public d'intervenants psychosociaux, est d'étudier les phénomènes de guérison sans préjugés, sous différents angles, et dans différents théâtres d'opération. Il ne saurait être question d'exhaustivité, le sujet est bien trop vaste. Ce que je propose est d'appliquer une méthode d'observation critique à différentes pratiques de guérison, les unes officielle*s*, les autres traditionnelles, en suspendant pour le temps nécessaire les jugements courants. Cette méthode est celle de la phénoménologie. C'est aussi celle de l'anthropologie, car les pratiques diverses dont nous parlerons doivent être situées dans leur propre contexte culturel pour être compréhensibles. Enfin, c'est une méthode comparatiste, car nous essayons de montrer par rapport à leur contexte particulier, leurs points de ressemblance. Au-delà des différences et même des divergences, ce sont en effet les ressemblances qui peuvent nous mettre sur la piste de ce que sont réellement les processus de guérison.

Depuis plus de quarante ans, j'essaie de soigner et de guérir des malades. C'est mon métier : je suis médecin. N'est-il pas étrange que j'éprouve le besoin de m'arrêter un moment pour réfléchir à la guérison ? À ce qu'elle est, à ce qu'elle signifie pour le malade et pour le médecin ? Aux différentes manières d'y parvenir, tant dans la médecine officielle que dans d'autres médecines, dans d'autres traditions ? Serais-je comme un boulanger qui se demanderait, l'âge venu, ce qu'il en est réellement de faire un pain ? En réalité, mon étonnement est rhétorique : si je pose la question, c'est que je crois qu'elle se pose véritablement. Qu'est-ce que guérir ? Qui aide les gens malades à guérir ? Comment font-ils ? Je crains que la portée véritable de ce questionnement n'échappe de plus en plus à la médecine officielle. La médecine évolue très vite, et le critère de son évolution, c'est l'efficacité. Une médecine efficace est évidemment celle qui guérira le mieux, pense-t-on… Malheureusement, ce raisonnement est un peu trop simple. De quelle efficacité s'agit-il ? C'est qu'il y en a plusieurs : notamment l'efficacité thérapeutique, mais aussi celle de la recherche scientifique, ou encore l'efficacité économique. Naguère, les médecins avaient une sorte de pudeur à parler des aspects économiques de leur profession. Aujourd'hui on en parle beaucoup, et de façon polémique : il peut y avoir contradiction entre la rentabilité de l'entreprise médicale et l'éthique des soins, comme entre les coûts qui s'envolent et le budget de l'état. L'efficacité, entendue ici comme la meilleure politique possible de santé publique, peut dès lors être différente de celle qui vise le seul progrès des connaissances. Par ailleurs, la logique des chercheurs est différente de celle des praticiens. Les contradictions entre elles ne manquent pas. On les résout le plus souvent en remarquant que les patients sont bénéficiaires des progrès de la science, mais le problème n'est pas là.

Historiquement, avant d'être une science, la médecine était un art : *l'art de guérir*. L'expression a survécu, parce qu'elle définit très exactement la dimension thérapeutique. Pour guérir quelqu'un, il faut certes utiliser les connaissances scientifiques, mais cela ne suffit pas. Quelquefois, la science n'apporte pas la réponse ; pourtant, il faut faire quelque chose. Il arrive même que ce soit ce « quelque chose » qui se révèle efficace… Or depuis quelques années, la médecine se veut et se prétend scientifique, rigoureusement, exclusivement. Elle ne tient compte que des choses qu'elle peut prouver.

« Ne jamais affirmer quoi que ce soit qui ne puisse être prouvé ». Citée de mémoire, c'est une phrase admirable d'Antoine Lavoisier, et c'est la règle d'or de la démarche scientifique. A l'époque où elle a été formulée, c'était une révolution épistémologique. Elle se situait dans le contexte qui allait mener à la Révolution de 1789, et au positivisme du tout proche XIXème siècle. Elle s'est imposée progressivement à toutes les sciences, et à tous les chercheurs : d'abord dans le domaine des sciences naturelles, qui sont devenues des sciences expérimentales, et très tôt les résultats ont été spectaculaires. Avant qu'un obscur troufion originaire d'Auvergne ne le condamne à mort en disant que *« La République n'a pas besoin de chavants »*, Lavoisier lui-même avait exécuté la théorie ci-devant en vigueur pour expliquer la combustion : selon cette théorie, un corps combustible était nécessairement la combinaison d'un autre corps (la cendre) avec une substance ignée (le phlogistique). En brûlant, le corps en question perdait son phlogistique. En pesant les corps avant et après la combustion, en pesant aussi les gaz émis, Lavoisier démontra que le produit de la combustion était devenu plus lourd, que le corps en brûlant avait donc dû au contraire, se combiner avec un autre corps, qui se révéla bientôt être l'oxygène de l'air. Une théorie qui paraissait *merveilleuse,* parce qu'elle expliquait si parfaitement les apparences, était expérimentalement fausse. Un nouveau paradigme était né, la *méthode expérimentale*, qui allait envahir peu à peu tous les champs du savoir, et jusqu'aux plus rétifs. L'un des derniers champs à être envahi fut celui de la

psychiatrie. Cela s'est passé à notre époque, nous en sommes les témoins.

Avant d'aller plus loin, réfléchissons à la relation dialectique qui existe entre apparences et réalité. Le premier moment présente à nos sens des apparences que nous prenons naïvement et naturellement pour la réalité. Dans un deuxième temps, nous découvrons par l'observation, ou par le raisonnement, que les apparences sont trompeuses. Des expériences nous le prouvent bientôt. Une théorie plus exacte, au-delà des apparences, peut alors être construite et vérifiée. Dans un troisième temps, nous nous apercevons toutefois que les apparences fausses ont malgré leur fausseté, et du fait de leur conformité à ce que nous montrent nos sens, une forme de réalité : en nous, et à travers nous, elles ont des effets. Remarquons aussi que ces apparences fausses exercent sur nous une véritable séduction. Il a fallu longtemps aux médecins pour abandonner la théorie des humeurs, non seulement à cause de l'autorité des grands ancêtres qui l'avaient formulée, mais aussi à cause de son extraordinaire vraisemblance. La démarche scientifique a donc la forme d'une ascèse, d'un renoncement. Le besoin d'explication qui anime l'être humain doit d'abord se faire violence avant de recevoir son prix.

En 1979 eut lieu le Congrès de Psychothérapie d'Amsterdam. A cette occasion, je vis les traces indiscutables du changement de paradigme dans le domaine de la psychiatrie. Bien sûr, il y avait eu des signes avant-coureurs, mais ils étaient discrets. Il s'agissait maintenant d'une prise de pouvoir. Les organisateurs avaient banni la spéculation et l'approximation. La moitié des communications était consacrée à des échelles d'évaluation, l'autre moitié à des résultats dûment contrôlés. On s'ennuya ferme, mais on avait assisté à un moment historique. Au cours des années qui suivirent, on vit l'introduction des DSM, d'abord comme facilitateurs à la recherche, puis comme systèmes diagnostiques standardisés, enfin comme manuels d'enseignement… Ce fut la suppression méthodique des catégories de pensée diagnostiques – et bientôt thérapeutiques – qui se fondaient sur des bases spéculatives et sur des observations non validées.

Or, on ne peut s'empêcher de mettre en parallèle la phrase de Lavoisier avec une autre phrase célèbre, cette fois d'Alfred Tennyson : *« ... for nothing worthy can be proven, nor unproven »* : rien qui ait réellement de la valeur ne peut être prouvé, ni controuvé… Phrase de poète, ou phrase de sage ? Le mot important est évidemment *worthy* : qu'allons-nous donc considérer comme tel ? La réponse aujourd'hui courante est que seul ce qui est vrai, c'est-à-dire vérifiable expérimentalement, a de la valeur. Ce n'est certainement pas là le sens du mot chez Tennyson. Pour lui, ce qui est important est ce qui apporte réponse aux questions essentielles que l'homme se pose. Et cela échappe, en effet, à l'approche expérimentale. Il existe tout un domaine accessible à la seule réflexion spéculative : le sens de la vie, les fondements de la morale, l'existence de Dieu, pour ne prendre que trois exemples. Il existe aussi tout un domaine qui ne peut faire l'objet d'expérimentation pour des raisons éthiques, ou plus généralement parce que les processus en cause ne sont pas reproductibles : ce sont des faits qui mettent en batterie un trop grand nombre de variables, ou qui concernent la singularité d'un individu, ou l'incidence de circonstances particulières. Quand la science s'intéresse à ces sortes de faits, elle cherche à les généraliser : à les considérer sous un angle qui les rend comparables à d'autres faits du même ordre. Elle cherche dès lors à éliminer toutes les variables contingentes. Si elle n'y parvient pas, elle abandonne le terrain aux spéculateurs, je veux dire aux philosophes ou aux poètes. Si elle y parvient, elle transforme et déforme la problématique d'origine d'une telle façon, que *les questions essentielles – worthy, au sens de Tennyson – ne seront pas posées…* Nous vivons dans un monde, en effet, où de plus en plus souvent les questions sans réponse sont considérées comme inutiles. Or, les patients dont s'occupent les psychiatres, et en particulier les schizophrènes, sont des gens qui ne cessent de se poser ce genre de questions [1], et de se rendre malades de l'absence de réponses. Il existe donc un *isomorphisme* entre l'expérience vécue des schizophrènes et les démarches spéculatives, dont la science psychiatrique ne veut plus s'occuper. Et il existe un même isomorphisme, dans le sens opposé, entre la démarche des psychiatres qui se réclament de la méthode expérimentale positive et celle de la société moderne normale, dans sa dérive empiriste et consumériste. Plus grave encore, il existe désormais une opposition frontale entre la démarche intellectuelle de la majorité des psychiatres et celle de leurs patients schizophrènes. Est-ce un hasard sans conséquence ni signification ? Je ne le crois pas. Il faut, à l'occasion, lire ou relire l'article de Georges Devereux intitulé : *« Les origines sociales de la schizophrénie, ou la schizophrénie sans larmes »*[2]. Cet article qui date de 1965 était très provocateur à l'époque, en affirmant que la schizophrénie était construite par le fonctionnement social. Mais après les travaux de Marcel Gauchet dans son *« Essai de psychologie contemporaine »* [3] sur la *mentalité post-moderne*, l'hypothèse d'une relation structurale entre l'état de notre société et la forme particulière que prend chez nous la schizophrénie, *y compris son incurabilité*, ne peut plus être prise à la légère.

De la même façon, l'histoire de la psychiatrie montre une relation très claire entre la société au sein de laquelle elle prend naissance et se développe, d'une part, et les particularités de son objet d'étude – les troubles mentaux – d'autre part. La psychiatrie s'est construite sur la base d'une double rupture épistémologique et d'une persistante ambiguïté :

La première rupture correspond à son acte de naissance, quand les troubles mentaux ont été assimilés à des maladies auxquelles il

---

[1] MEURICE Emile, *Victor Hugo, Génie et folie dans sa famille. Pourquoi perd-on la tête ?*, Paris, L'HARMATTAN, Academia, 2014.

[2] DEVEREUX G., Les origines sociales de la schizophrénie, ou la schizophrénie sans larmes, in : L'Information psychiatrique, 41, 10, 783-799 (1965).

[3] GAUCHET M., Essai de psychologie contemporaine 1 et 2, in Le Débat, 99 et 100 (1998).

fallait appliquer le même programme qu'aux autres matières dont s'occupait la médecine : en appliquant la méthode positive, expérimentale et clinique, déterminer des entités pathologiques discrètes et en rechercher les causes pour arriver à les traiter. Ce faisant, elle rompait avec le contexte dogmatique, issu à la fois de croyances populaires, de la religion dominante, et des théories hippocratiques et galéniques qui servaient jusque-là de base aux pratiques thérapeutiques. Ce projet a permis d'élaborer la psychiatrie classique, fondée sur une observation clinique remarquable à visée scientifique, mais il n'a pas réussi à atteindre ses objectifs avoués parce que la matière psychiatrique lui résistait. Malgré lui, elle s'est donné des théories où persistait une part importante de spéculation philosophique, en contradiction avec le projet positiviste.

La seconde rupture date de la fin des années 1970, quand se sont imposés le projet soi-disant athéorique des DSM et le rejet des approches psychodynamiques et compréhensives au profit d'une radicalisation de la démarche expérimentale. Les progrès de la neurophysiologie et des sciences cognitives ont permis de croire que les théories spéculatives n'étaient plus nécessaires. Mais là encore, la matière psychiatrique résiste : entre ce que nous savons du fonctionnement du système nerveux central et ce que nous observons en tant que cliniciens persiste un écart immense dont rien ne permet de penser qu'il se réduira un jour.

Chemin faisant, la psychiatrie a perdu, en tant qu'art de guérir, une part notable de sa pertinence par rapport aux patients dont elle s'occupe. Bien sûr, elle a découvert des techniques d'intervention et des médications bien utiles, mais elle ne guérit toujours pas ses patients. Curieusement, elle paie son efficacité technique d'une incapacité croissante d'aider les gens. En refusant d'utiliser les théories indémontrables et les techniques dont l'efficacité empirique ne peut être prouvée, elle s'est privée de l'expérience accumulée par des décennies d'attention clinique. Elle a fait certes quelques progrès dans l'humanisation des soins, mais ces progrès ne sont pas dus à la tabula rasa actuelle. Au contraire, elle est due à une réflexion psychosociologique sur les *conditions de production* des troubles mentaux, dont les résultats allaient d'ailleurs beaucoup plus loin que la simple humanisation des hôpitaux, et dont la tendance actuelle entend désormais se passer. Nous sommes devant un paradoxe : d'un côté, des progrès indéniables ; de l'autre, une régression profonde. Les progrès sont dus à l'élucidation de certains mécanismes physiopathologiques et aux moyens nouveaux qui en découlent ; la régression est due à l'application d'un postulat scientifique de base, qui objective à la fois le trouble et le patient. Une fois pour toutes, je ne dirai rien ici qui soit hostile à la méthode scientifique en tant que telle. Je critiquerai certaines de ses applications. Par exemple, il est louable d'étudier le fonctionnement du cerveau et les conséquences cliniques de ses dysfonctionnements. Mais il n'est pas logique de considérer les troubles mentaux comme des conséquences exclusives et directes des dysfonctionnements neuronaux. L'ouverture sensorielle du système nerveux, ses capacités de communication, font de chacun de ses troubles une *construction interactionnelle*. L'objectivation de ce trouble et sa réduction au seul aspect neuronal est un artefact évident. Tellement évident d'ailleurs, que mon propos devient consensuel… sauf que prendre en compte cette évidence nous fait sortir nécessairement de la méthode expérimentale, et du culte de la preuve qui sévit aujourd'hui. Elle exige une autre démarche méthodologique, ou tout au moins une adaptation radicale de la méthode scientifique, pour que soit possible son extension à des domaines non objectivables. Est-ce possible ? En fait, nous disposons déjà de l'exemple des sciences humaines, qui s'adressent elles aussi à des objets rétifs à l'expérimentation. Que font-elles ? D'une part, elles utilisent largement la statistique, qui ne donne des résultats probants que pour les grands nombres, ne permet aucune prévision certaine, mais pallie dans une certaine mesure l'absence de reproductibilité. D'autre part, elles accordent la plus grande importance à l'analyse critique des concepts qu'elles utilisent, ainsi qu'à l'estimation du degré de certitude des propositions qu'elles formulent. Il arrive certes que ce degré soit faible. C'est dommage, mais ce n'est pas impardonnable pour autant qu'on le sache, qu'on le dise et qu'on en tienne compte dans les conséquences qu'on en tire. Elles recourent donc à l'*épistémologie,* qui est l'étude logique des processus de connaissance. En réalité, l'épistémologie est nécessaire dans tous les domaines scientifiques, même dans les sciences exactes. Ne fût-ce que pour permettre au chercheur de formuler de bonnes questions. On remarquera en passant qu'elle est peu enseignée, réservée aux philosophes de profession, alors qu'elle devrait faire partie de la formation de base de tout homme instruit. C'est probablement à cause de cette carence que la science donne souvent le spectacle d'une machine devenue folle, attachée à prouver des choses sans importance ou, au contraire, à produire une théorie générale qu'elle est bien incapable de prouver. Mais dans le cas des sciences humaines, elle est plus que nécessaire : elle est le fondement même de la démarche scientifique. Moins par ce qu'elle permet d'affirmer, d'ailleurs, que par les erreurs logiques qu'elle permet d'éviter.

La psychiatrie a le choix : elle peut certes se définir comme une science expérimentale pure, mais elle doit alors se contenter d'examiner le comportement et le cerveau, et renoncer à comprendre la genèse, l'histoire, le développement d'une personnalité dans son expérience relationnelle et dans son cheminement intérieur. Ou bien, elle peut accepter de renoncer à la certitude qu'autorisent les procédures expérimentales, au bénéfice de l'exploration de phénomènes aléatoires dont elle reconnaît l'importance pour l'élucidation des troubles dont elle s'occupe. Elle accepte, dans ce cas, de se mouvoir dans l'incertain. Mais elle ne renonce ni à la rigueur logique ni à l'observation attentive, bien au contraire. Il semble évident pourtant que les deux démarches sont légitimes, qu'elles doivent se poursuivre côte à côte, dans une rivalité sans doute féconde, en évitant de se mélanger comme de se détruire l'une l'autre. Leurs résultats ne seront pas comparables. La rigueur expérimentale porte ses fruits, mais elle sera toujours incapable d'aider quelqu'un à résoudre les problèmes existentiels qu'il situe à l'origine de sa souffrance. Leurs conclusions seront difficilement opposables, parce qu'elles se situent dans des domaines trop différents, et rien ne sera plus dangereux, logiquement parlant, que les faux renforcements qu'elles semblent parfois s'apporter l'une à l'autre. Ceci dit, la meilleure démarche sera sans doute celle qui correspond le mieux à l'objet dont elle s'occupe. Si la psychiatrie se définit comme la branche médicale de la physiopathologie du cerveau, c'est la démarche expérimentale qui s'impose. Au contraire, si elle se définit comme l'art de guérir des gens en souffrance relationnelle, elle doit s'inspirer des sciences humaines : psychologie bien sûr, mais aussi sociologie, anthropologie, histoire des mentalités, et même économie politique. Disons que la seconde option s'impose comme un devoir éthique, sans empêcher la première d'exister comme un aspect du besoin général de connaître.

Ce que nous savons de sûr, en psychiatrie, est peu de choses. On progresse, sans doute. Mais les théories aujourd'hui les mieux reçues, et qui portent leurs fruits, restent des hypothèses probables. La méthode expérimentale a des exigences lourdes, et c'est heureux, mais elle avance à pas de fourmi. À côté de cela, nous avons accumulé une somme gigantesque d'expérience, d'observations et de réflexions, et nous possédons un savoir-faire qui dépasse de très loin nos certitudes. Nous devons accepter de nous mouvoir dans l'incertain. Un savoir incertain charrie du vrai et du faux. Je peux m'en servir en profitant de la part de vérité qu'il contient, sans être tenu d'y croire. Notre pratique, assortie d'une réflexion critique sur ses fondements autant que sur ses résultats, se chargera d'affiner notre savoir théorique et de le rapprocher tendanciellement de la vérité. En procédant de la sorte, nous maintenons en activité des pistes de réflexion, des approches théoriques qui n'ont jamais reçu la sanction expérimentale et dont certains aspects sont sans doute faux. Mais nous nous rendons compte que ces théories, produites dans un contexte sociologique donné, ont un rapport de structure avec certains aspects du fonctionnement psychique. Là se situent probablement la source et les limites de leur efficacité. Un exemple : certains se souviennent sans doute de la controverse entre Freud et Pierre

Janet sur les causes de l'hystérie. Janet pensait qu'elle s'expliquait par une insuffisance d'énergie psychique, Freud pensait au contraire qu'il y avait conflit entre une pulsion et des forces répressives. Les deux théories sont spéculatives. Historiquement, Freud a gagné, et il y a de bonnes raisons à cela. Cela n'empêche pas de remarquer que la théorie de Janet est une merveilleuse métaphore de ce que vivent certains patients, en particulier ceux que l'on est tenté d'appeler neurasthéniques ou psychasthéniques. Le syndrome psychasthénique peut se rencontrer dans plusieurs contextes nosologiques : dans la névrose, hystérique ou obsessionnelle, dans la névrose dite de caractère, dans certaines formes de dépression, dans certaines formes de psychose aussi. Ce qu'il y a de commun entre eux, qui sont par ailleurs très différents, est un aspect du tableau clinique qui s'exprime dans la métaphore d'un manque d'énergie vitale. La prise en compte de cette métaphore par le thérapeute permet d'engager avec le patient un dialogue fécond.

Les guérisseurs africains nous donnent des exemples concrets d'une pratique qui utilise les métaphores partagées par le patient et par son entourage. Une de ces métaphores est la pénétration d'une force surnaturelle à l'intérieur de l'être humain : c'est la possession. Une autre métaphore est à l'inverse, le vol de l'âme ou de la force vitale par un esprit, ou par un autre être humain. Une fois l'explication posée, des pratiques vont en découler qui visent, dans le premier cas, à exorciser le malade ou au contraire à apprivoiser cette force parasite, pour qu'en fin de compte elle lui soit utile (endorcisme) ; dans le second cas, elles visent à récupérer l'âme et à lui faire réintégrer le corps. Indépendamment de toute question concernant la réalité de ces forces, ce sont des métaphores parlantes : le sentiment d'être envahi, ou celui d'être vidé de soi, sont des expériences universelles. L'efficacité des pratiques guérisseuses qui utilisent ces métaphores est une chose bien attestée, dont chacun peut se rendre compte. Est-ce étonnant ? La maladie possède son langage. La thérapie répond, avec le même langage. La maladie exprime un besoin, auquel il est répondu métaphoriquement. Cela suffit-il à induire la guérison ? Peut-être pas, bien qu'il soit incontestablement utile que la maladie et le guérisseur parlent la même langue. Mais il y a plus : comme l'a montré Maurice Dorès dans un film consacré au grand marabout saint-louisien Ibrahima Tabane [4], l'usage des métaphores permet au guérisseur de modifier en profondeur les relations perturbées, au sein d'une famille ou d'un groupe social. Car ce sont les mêmes métaphores qui régissent ces relations ! Dans cet exemple, tout se passe au niveau des croyances, croyances auxquelles on est libre d'adhérer ou pas, mais on est à mille lieues du discours scientifique. Et cependant ça marche... En pratique, cela montre qu'une théorie n'a pas besoin d'être objectivement fondée pour produire des effets (il faut toutefois qu'une autre théorie plus générale, et peut-être inconnue, en rende compte). Mais cela montre surtout que la maladie en question se fabrique et se traite à l'intérieur d'une logique discursive. Le discours en question est produit par le collectif : c'est un discours culturel. Il détermine des croyances, des représentations, en rapport avec une certaine organisation sociale. Au sein de cette production culturelle, le malade tient sa propre partie : il produit des symptômes, interprétables dans le contexte. Le guérisseur/thérapeute ne les interprète pas : il répond par un autre discours fait d'interventions rituelles, mais empruntant le même idiome culturel. Et sa réponse modifie le contexte, et fait disparaître les symptômes.

Si je parle maintenant de la psychiatrie, c'est parce qu'il s'agit de ma spécialité. Mais c'est aussi parce que la psychiatrie, branche de la médecine, peut nous donner un modèle qui nous aide à comprendre des problèmes qui se posent à des titres divers, aux autres branches médicales. Longtemps, la psychiatrie est apparue comme une spécialité à part, où la part de réflexion spéculative était plus importante que partout ailleurs. Pour cette raison, les autres médecins se moquaient volontiers des psychiatres, les

---

[4]DORES M., *Boroom xam-xam*, film 16 mm., Cinémathèque Afrique (Institut français) (1975). Voir aussi, du même auteur, *La Femme-village*, Paris, L'Harmattan (1981).

considérant au mieux comme des philosophes égarés. De là provient l'effort consistant à faire rentrer la psychiatrie dans le cadre général de la médecine scientifique, en s'appuyant sur la neurophysiologie et sur les sciences cognitives. Mais cet effort connaît à présent ses limites.

Dans cet essai, nous allons examiner successivement plusieurs techniques de guérison qui se réclament, les unes de la méthode expérimentale, les autres d'une méthode inductive, d'autres enfin de croyances traditionnelles. Nous allons les comparer entre elles, et nous verrons que la différence qui oppose leur *visée* fondamentale n'empêche pas les pratiques qui en découlent de se recouvrir partiellement. D'abord, parce qu'il existe des aspects spéculatifs dans les pratiques scientifiques, et des aspects expérimentaux dans les pratiques spéculatives. Ensuite, parce que l'efficacité de ces pratiques ne relève pas nécessairement de la théorie qui les sous-tend. Nous verrons que l'*isomorphisme* entre la pratique guérisseuse et le processus pathogène est, souvent, une cause des résultats favorables que l'on peut observer. Nous serons amenés enfin à donner de la rationalité une définition plus large que celle qui est généralement admise : expliquant ainsi *rationnellement* l'efficacité de pratiques qui se réclament de croyances considérées comme irrationnelles par la plupart de nos contemporains, et qui le sont sans doute en partie. Cette réflexion nous conduira finalement à rechercher les bases épistémologiques d'une théorie générale de la *fonction guérisseuse*. Entendant par là ce qui, dans les techniques de soin, ne relève pas de la technique mais de l'art de guérir. Entendant par là ce qu'il y a de commun entre des méthodes qui diffèrent fortement par leurs principes avoués, comme par le détail de leur pratique, mais qui sollicitent semblablement le corps et l'esprit de ceux auxquels elles s'adressent, et produisent des effets thérapeutiques. Nous verrons que ces effets ne sont pas dus seulement à l'action mise en œuvre par le thérapeute, mais aussi et parfois davantage, à l'attente consciente ou inconsciente du patient qui, sans le vouloir, ou en le voulant, met en forme l'action du thérapeute et lui donne sens. À l'envers de ce qui vient d'être dit, nous verrons aussi que l'action du thérapeute possède une visée propre, implicite à la théorie sous-jacente qui la gouverne, et qui donne à cette action une impulsion décisive. En ce sens la guérison, définie comme la délivrance du patient de sa souffrance, peut être très différente selon la méthode thérapeutique mise en œuvre [5].

---

[5] Voir en fin de volume, Note 1.

Chapitre 1: Maladie et guérison

La maladie

Maladie objet et maladie vécue

La notion de maladie est une chose que nous croyons bien connaître, parce que nous en avons tous une expérience concrète. De l'aveu général, la médecine en possède une connaissance scientifique. Remarquons d'abord que ces deux connaissances ne sont pas superposables : l'expérience subjective de la maladie n'est pas devenue scientifique du simple fait qu'il existe de nos jours une science de la maladie. Pour l'essentiel, notre expérience subjective est la même que celle de nos ancêtres du moyen âge, ou de la préhistoire. À ceci près – mais ce n'est pas rien – qu'elle est sous l'influence de concepts issus de la démarche scientifique, que ceux-ci modifient la représentation que nous avons de notre maladie, et que cette représentation elle-même modifie le vécu que nous en avons. Pour autant, le vécu et la représentation ne sont pas devenus scientifiques. Quand nous allons chez le médecin, nous voyons d'ailleurs très bien que les conclusions des examens et l'explication qui nous est donnée du processus physiopathologique, recouvrent très mal notre expérience subjective.

Remarquons ensuite, que la médecine s'occupe seulement du processus psychophysiologique qui nous affecte, et pas du tout, ou très peu, de l'expérience subjective que nous vivons. Cela tient à sa méthode, et c'est la raison de ses succès. Mais c'est aussi la raison du succès des médecines dites parallèles qui, elles, s'occupent de notre vécu, et qui répondent dès lors souvent mieux aux questions que nous nous posons. Il est normal que l'efficacité d'un traitement médical, conforme aux principes de la science, soit tantôt bien supérieure, tantôt bien inférieure à celle d'un traitement issu d'une médecine parallèle : cela provient de ce que dans certains cas il existe un processus pathogène objectif, alors que dans d'autres cas le processus pathogène provient de notre subjectivité elle-même. Car l'expérience subjective possède une sorte de réalité, en l'occurrence un pouvoir causal véritable sur le fait que nous nous sentions en bonne santé ou que nous nous sentions malades. La médecine scientifique ne prend généralement pas cette réalité en compte. Bien obligée pourtant, elle reconnaît du bout des lèvres l'existence de facteurs subjectifs, auxquels elle accolera souvent le qualificatif d'*irrationnels*, voire d'*imaginaires*, ce qui montre bien le discrédit où elle les tient. Mais cette qualification elle-même est parfaitement irrationnelle, et même déraisonnable : il est inacceptable, en effet, de qualifier d'irrationnels des phénomènes réels, sous prétexte que la méthode d'investigation utilisée ne peut pas les rencontrer, ni a fortiori les expliquer.

Les logiques du vivant

La maladie nous apparaît donc, à l'analyse, comme un phénomène à double face : le corps est un objet du monde matériel, susceptible de tomber malade et de mourir en fonction des lois qui régissent ce monde et qui sont étudiées par la science physique, chimique, biologique ; d'autre part, il est conscient de lui-même, conscient du monde extérieur et de la relation qui l'unit à ce monde. A ce titre, il se forge des représentations de lui-même, du monde, de la relation au monde : il souffre tout autant d'une mauvaise représentation de lui-même, ou d'une mauvaise relation au monde, que d'un mauvais fonctionnement objectif. Il peut en souffrir, alors même que son fonctionnement objectif est intact. Il peut même en souffrir au point que son fonctionnement objectif s'altère. Enfin, il peut souffrir subjectivement d'un processus pathogène objectif, au point que la souffrance subjective devient plus importante que celle qui résulterait de la seule souffrance objective, et modifie le cours naturel de la maladie.

La distinction, que je viens de faire pour la clarté de l'exposé, entre souffrance subjective et souffrance objective, est elle-même caduque : lorsque le corps souffre, pour quelque raison que ce soit, son fonctionnement est nécessairement altéré. Une sensation, une émotion, ont leurs voies et leurs effets dans la physiologie nerveuse, humorale, au même titre d'ailleurs qu'une pensée ou une représentation. On peut croire que les traces laissées dans le cerveau ou dans d'autres parties du corps par une émotion sont aussi fugaces que l'émotion elle-même. Ce n'est que partiellement vrai : il en reste au moins une trace mnésique, qui pourra être réactivée ou renforcée par des émotions homologues. Réactivation et renforcement finissent par créer un mode de fonctionnement habituel, qui peut s'inscrire dans le système nerveux ou hormonal de manière durable, voire ineffaçable, et qui provoquera parfois des lésions cellulaires, ainsi que des lésions systémiques et organiques.

L'unité du corps et de l'esprit est ainsi clairement affirmée. Rappelons la définition que Gregory Bateson [6] et Jerome Bruner [7] donnent de l'esprit: l'esprit est le corps, mais le corps conscient de lui-même, *informé par l'univers social et par l'univers symbolique que la société a élaborés*. Par conséquent, les lois physiologiques ne sont pas seules à déterminer l'état corporel. S'il existe des lois physiologiques qui s'exercent de façon autonome, c'est-à-dire en vertu de leur logique propre, il existe aussi des facteurs causaux qui relèvent en propre de l'organisation relationnelle et symbolique. Celle-ci détermine au premier chef les représentations, et à partir d'elles, le vécu subjectif. En fin de compte, elle détermine aussi le fonctionnement du corps. Elle possède sa logique propre, assurément différente de celle de la physiologie. La maladie a donc deux sources indépendantes mais intriquées, d'importance variable, que l'on rencontre à des titres divers dans n'importe quelle situation pathologique. La *logique du vivant* est double, et l'état d'un organisme quelconque résulte de l'interaction souvent contradictoire, toujours complexe, d'une double détermination.

---

[6] BATESON G., *Vers une écologie de l'esprit*, T.1 (1977) et T.2 (1980), tr. française, Paris, Le Seuil.
[7] BRUNER J., *Car la culture donne forme à l'esprit*, Paris, ESHEL, 1990.

Malheureusement pour la simplicité des choses, il existe encore une troisième détermination. Je veux parler de la détermination sociale, déjà à l'œuvre dans la fabrication des représentations personnelles, et plus immédiatement encore dans celle des représentations sociales [8]. Ceci mérite une explication : la notion de représentation nous semble devoir être par excellence, une notion subjective, et donc personnelle. Dans l'expression *représentation sociale*, il semble d'abord y avoir une contradiction logique. Elle ne procède cependant pas d'une subjectivité collective (qui, si on l'admettait, serait un mythe), mais de l'origine collective d'une grande part de nos représentations individuelles. Le fait est que beaucoup d'entre elles sont partagées entre plusieurs personnes, parfois par une communauté de millions de gens ou même, dans certains cas, par l'humanité tout entière. Le mécanisme par lequel s'opère ce partage est resté longtemps mystérieux : s'agissait-il d'information divine ? S'agissait-il de transmission à partir d'une source unique ou multiple (foyer ou foyers civilisateurs) ? L'accent mis depuis un bon siècle sur l'étude de la communication et de l'interaction permet de résoudre ce mystère.

La représentation sociale est une conséquence logique de l'interaction. Dans son livre *Maladie mentale et sens commun*, Marie-Noëlle Schurmans [9] justifie l'usage qu'elle fait de la notion de représentation sociale pour qualifier la « maladie mentale ». Elle écrit notamment : « *Les recherches élaborées en psychologie sociale représentative... ont ... démontré l'intervention de processus d'interaction sociale dans l'élaboration des représentations, en soulignant la dimension du contexte dans*

---

[8] MOSCOVICI S., *La psychanalyse, son image et son public*, Paris, PUF, 1961.

[9] SCHURMANS M.N., *Maladie mentale et sens commun*, Neuchâtel et Paris, Delachaux & Niestlé, 1990.

lequel est situé le sujet épistémique et la dimension d'appartenance du sujet à un groupe ainsi qu'à une société déterminée (p.13) ». Elle se construit par l'échange, celui-ci supposant de part et d'autre une hypothèse sur les intentions de l'autre, qu'on a appelée l'*inférence.* Cette hypothèse étant vraie, fausse, ou partiellement vraie, les conséquences de l'échange permettent de la vérifier et de l'affiner, jusqu'à ce qu'elle soit suffisamment bonne pour que les deux parties s'en contentent (chacun pensant savoir ce que l'autre pense).

À ce stade, il existe au moins une parenté entre les représentations des uns et des autres sur l'objet d'échange. Un langage commun permet, lorsqu'il existe, de tester cette parenté, de la commenter, et de faire entrer enfin la représentation dans un *univers consensuel.* Les représentations collectives s'appuient évidemment les unes sur les autres, elles se renforcent les unes les autres, prenant appui en particulier sur des facteurs de communication telles que les croyances religieuses ou le langage, qui lui-même, à l'origine, est une représentation collective. Elles s'appuient aussi sur les contraintes objectives partagées par une communauté humaine, comme le climat (qui détermine le mode de vie), ou les conditions de travail [10].

La maladie en tant que phénomène social

Revenons-en à la maladie, pour faire observer que d'une certaine façon, elle n'existe que pour autant qu'elle soit reconnue socialement. Bien sûr, la médecine met en avant l'existence de processus pathologiques objectifs. Mais elle doit reconnaître qu'une maladie ignorée a peu de conséquences sociales en tant que telle, alors qu'une maladie reconnue, attribuée ou non à sa cause objective, peut en avoir d'énormes. Prenons le cas de la syphilis. Dans une société qui ignore cette maladie, si quelqu'un en meurt, c'est une mort inexpliquée. On va l'attribuer, peut-être, à un acte de sorcellerie. Les conséquences sociales sont à

---

[10] Note 2.

chercher dans cette direction, pas du tout dans celle d'une transmission sexuelle, pas dans celle d'une contagiosité mise en relation, peut-être, avec la transgression de certaines règles. La reconnaissance sociale de la maladie l'inscrit dans un contexte qui détermine la représentation qu'on en a, la peur ou la honte qu'on en éprouve, le comportement qu'on adopte vis-à-vis d'elle en tant que malade, en tant que proche, en tant que guérisseur.

Les nombreuses résistances attestées en Afrique, parfois même de la part de chefs d'état, à l'égard de la transmission virale du Sida, proviennent à mon sens d'un conflit culturel : s'agissant d'une maladie qui a un tel retentissement social, il est difficile à un Africain, influencé tant soit peu par son univers culturel traditionnel, d'imaginer la pertinence d'une causalité étrangère à sa pensée profonde. En l'occurrence, on peut le regretter. Mais bien souvent, la pensée africaine donne accès à une théorie causale aussi valable, ou plus valable, que celle de la médecine occidentale. C'est le cas de la plupart des troubles psychiatriques.

La psychose, par exemple, peut à juste titre être attribuée à un ensemble de dysfonctionnement neuronaux. Ceux-ci peuvent être fonctionnels, et liés aux circonstances de l'existence, ou bien être génétiques, et liés à des particularités innées du fonctionnement du système nerveux central. Pourtant, on parle à ce sujet d'un mécanisme multifactoriel, *bio-psycho-social*. La génétique confère une vulnérabilité particulière, mais le déclenchement de la maladie proprement dite dépend des circonstances. Quand on sait que le pronostic de la psychose est statistiquement bien meilleur en Afrique qu'en Europe, que le passage à la chronicité est nettement plus rare, on doit se demander pourquoi. S'agirait-il d'une particularité génétique des Africains ? Si c'était le cas, on ne voit pas pourquoi cet avantage disparaîtrait en même temps que l'urbanisation, en proportion de l'occidentalisation croissante de la société africaine. On ne voit pas pourquoi le risque de chronicité serait d'autant plus grand que l'influence culturelle occidentale est forte, d'autant plus grand que le patient vit en lui-même un conflit entre deux influences culturelles, celle de l'occident et celle de sa propre tradition. C'est pourtant ce qui se produit [11].

On constate par ailleurs que les guérisseurs traditionnels guérissent un grand nombre de leurs patients psychotiques, bien mieux que les psychiatres ne peuvent le faire avec leurs moyens chimiques, couplés ou non avec leurs méthodes psychothérapiques. Bien plus, on constate qu'en Afrique, ces dernières méthodes ne sont pas sans inconvénients, dans la mesure où elles aggravent le conflit culturel en favorisant une forme d'*individuation solitaire* de la personne, au détriment de l'*individuation solidaire* propre aux cultures traditionnelles [12].

Ce que font les guérisseurs traditionnels, à travers des rituels qui nous semblent bien étranges, n'est pas du tout irrationnel : ce sont des opérations symboliques, dont le but est de réinsérer le patient *aliéné* dans l'échange relationnel, de le réconcilier avec ses alliances sociales, de réparer ses accrocs de filiation, de résoudre des conflits.

Nous aurons l'occasion de voir cela en détail. Qu'il suffise pour l'instant d'admettre, sous bénéfice d'inventaire, que le mécanisme pathogène qui détermine l'apparition et l'évolution de la maladie psychotique, dépend aussi de facteurs relationnels, culturels, symboliques. Ce qui n'empêche nullement le cerveau de fonctionner, bien ou mal, avec des neurotransmetteurs partout identiques. Disons que la psychose est reconnue par la société

---

[11] Les grandes études épidémiologiques (FREEDMAN, 2003, PERÄLÄ et al., 2007) tendent à montrer que la prévalence est universellement de 1% de la population adulte, avec des variations locales de faible portée. Elles ne contredisent pas les nombreuses constatations qui font état d'un meilleur pronostic dans de nombreuses régions du monde, dont l'Afrique, notamment : SARTORIUS, JABLENSKY & SHAPIRO, Cross Cultural Differences in the short-term Prognosis of schizophrenic Psychoses, in : Schizophrenia Bulletin, 4, 1978.

[12] Note 3.

traditionnelle comme une maladie compréhensible, traitable dès lors par des moyens appropriés, et curable dans la majorité des cas, alors que dans la tradition européenne elle est perçue comme le type même de ce qui ne peut pas être compris.

Kwashiorkor, désir de mort et sorcellerie [13]

La maladie doit donc nous apparaître comme un processus multifactoriel, quelle qu'elle soit. Dans certains cas, un des facteurs domine nettement tous les autres. Dans le cas des maladies infectieuses, ce facteur est un micro-organisme. Dans le cas des névroses, et même des psychoses, le facteur déterminant peut être d'ordre relationnel. Ce terme (relationnel) est loin d'être suffisant, mais nous nous en contenterons pour l'instant.

Plusieurs voies d'approche théoriques et thérapeutiques sont possibles pour un même patient, pour une même maladie. Leur efficacité dépendra notamment de leur pertinence par rapport au facteur dominant. Dans la plupart des cas, mais cela est vrai aussi pour les maladies organiques, une seule approche est insuffisante, quelle qu'elle soit.

Prenons l'exemple du kwashiorkor. Il s'agit d'une maladie de l'enfant, une forme grave de malnutrition. La médecine occidentale y voit une causalité exclusivement nutritionnelle, et y répondra en conséquence. La psychiatrie peut y voir en outre une forme d'anorexie mentale de l'enfant. Elle investiguera dès lors les relations entre l'enfant et ses parents, sa famille proche. Henri Collomb, psychiatre français attentif aux traditions africaines, faisait l'hypothèse d'un *désir de mort*, planant dans la famille et menaçant tous ses membres, jusqu'au moment où il se fixe sur l'un d'eux pour des raisons qui doivent évidemment être identifiées. Il faisait le lien entre sa théorie et la notion traditionnelle wolof d'enfant *nit ku bon* (littéralement, « mauvaise

[13] Cf. aussi Chapitre 2 p. 73.

personne ») [14]. Une croyance, d'ailleurs très générale en Afrique, est qu'un enfant est la réincarnation d'un ancêtre, et que cette âme d'ancêtre cherchant à se réincarner dans un corps, explore d'abord la situation familiale, afin de voir si la vie vaut vraiment la peine d'être vécue. Si ce n'est pas le cas, si des conflits trop importants existent, elle peut renoncer à ce corps et le faire mourir, quitte à revenir un peu plus tard dans l'espoir que la situation ait changé. Quand plusieurs morts d'enfants se produisent dans une famille, on dit souvent que c'est le même enfant qui meurt et qui revient. Cette explication est séduisante, parce que nous pouvons la mettre en relation avec la notion systémique de *patient identifié* et avec celle de *transmission transgénérationnelle* de certains troubles. Elle n'est pas tout à fait suffisante pourtant. Elle ne rend pas compte du désir de mort qui par hypothèse (et parfois dans la réalité) flotte au sein du groupe familial.

Une autre croyance traditionnelle africaine s'y rapporte directement : c'est la sorcellerie. La sorcellerie africaine, c'est le mal à l'œuvre dans le monde ; mais ce n'est pas un mal diabolique, extérieur à l'homme, c'est l'homme lui-même dans la mesure où il place ses appétits personnels au dessus de l'intérêt collectif et dès lors, pompe littéralement la vie d'autrui. La femme qui veut garder pour elle ses enfants au lieu de les donner au monde, est sorcière. Le clan maternel qui refuse les règles régissant l'échange des femmes, ou qui cherche à en profiter indûment, est sorcier ; mais aussi celui qui, saisi de fureur parce qu'une clause n'est pas remplie, va jusqu'à tuer pour restaurer son droit, au lieu de négocier. De telles passions étant fréquentes, le désir de mort l'est aussi. Flottant, il l'est aussi longtemps qu'il n'a pas trouvé sa victime. Et cette victime est, souvent, l'innocent, placé pour son malheur en position de coupable.

---

[14] COLLOMB H., La mort en tant qu'organisateur des syndromes psychosomatiques en Afrique, in Psychopathologie Africaine, 1977, 13, 2, 137-147.

Les *enfants sorciers* sont aujourd'hui légion, on le sait, dans les grandes villes africaines. Ils sont désignés comme tels par leur famille, ou par les groupes charismatiques. Ils sont rejetés à la rue, s'ils ne sont pas tués. Une fois désignés comme sorciers, ils en assument souvent le rôle et le personnage, qui leur sert d'identité de remplacement. Mais il faut le savoir, l'imputation de sorcellerie à un enfant, si elle a toujours existé, était autrefois exceptionnelle. C'était presque toujours un adulte, et souvent l'oncle maternel, qui était accusé. Que l'accusation se porte aujourd'hui si fréquemment sur un enfant est, à en croire l'anthropologue Filip De Boeck [15], la conséquence de l'affaiblissement catastrophique de l'autorité paternelle et de celle du monde adulte tout entier [16].

Quoi qu'il en soit, l'enfant *nit ku bon* a quelque chose à voir avec la sorcellerie. On l'appelle « mauvaise personne », et ce n'est pas pour rien. Même si l'on dit que ce terme est employé par antiphrase, pour éviter précisément qu'un désir jaloux et meurtrier ne le tue, le personnage est ambivalent. « S'il vit, il peut devenir quelqu'un de remarquable », dit-on pour se rassurer. En attendant, il fait peur. Il est dangereux, ne fût-ce que parce qu'il a « de grands yeux pensifs », qu'il observe tout ce qui se passe et voit trop bien ce que les adultes veulent cacher. Selon Henri Collomb, l'enfant qui souffre de kwashiorkor et qui, sans traitement adéquat, va mourir, est chargé par sa famille de toutes ces valences, il est comme le bouc émissaire de tous ses péchés. C'est en somme un « enfant sorcier » *dont la désignation ne va pas explicitement jusqu'au bout d'elle-même*, et demeure dans l'ambivalence protectrice, alors que le processus mortifère est effectivement à l'œuvre [17].

---

[15] DE BOECK F., Le deuxième monde et les enfants-sorciers en RDC, in Politique Africaine, 32, 80, 32-57 (2000).

[16] Note 4.

[17] Ces notions d'enfant sorcier, d'enfant nit-ku-bon, d'enfant ancêtre, de tòhossou, d'abiku... ont été récemment unifiées sous le nom d' « enfant singulier ».

Qui a raison ? Est-ce le médecin accroché aux évidences scientifiques, est-ce le devin qui saisit d'un seul regard les secrets familiaux les mieux dissimulés ?

Si nous voulons sauver l'enfant, il faudra bien recourir à la réhydratation, à la réalimentation progressive. Mais il faut aussi se préoccuper de l'avenir du désir de mort... Il faut réconcilier les acteurs de ce drame, après les avoir identifiés. Etant donné les passions qui sont à l'œuvre, on peut comprendre que l'identification soit à la fois nécessaire et dangereuse. Comme nous le verrons grâce à Maurice Dorès [18], le guérisseur a, pour éviter ces dangers, des techniques imparables : ces techniques se basent sur l'usage de symboles que, dans une société traditionnelle, tout le monde comprend. Parlant ainsi par symboles, il peut modifier les relations conflictuelles sans faire perdre la face à qui que ce soit.

La guérison

A propos du travail d'un guérisseur, nous en sommes donc arrivés à examiner la fonction de guérison. Nous allons lui faire subir le même travail de réflexion critique qu'à la notion de maladie, et de façon plus approfondie encore, puisque c'est le thème que nous avons choisi de traiter. Nous allons comparer entre elles les techniques des médecins, celles des psychologues et psychanalystes, et celles des guérisseurs traditionnels. Nous allons examiner leurs différences et leurs similitudes. Le but ultime, s'il est accessible, serait de construire une « théorie générale de la guérison ». Mais il est peu probable que nous y arrivions. Nous commencerons par quelques réflexions épistémologiques.

---

[18] DORES M., *La femme-village*, Paris, L'Harmattan, 1981, et ici même, p. 95-96.

Processus et état de guérison

Notons d'abord que le mot de guérison désigne à la fois, en français, un processus et un état. C'est d'abord le processus que subit le malade, tandis que sa maladie régresse. On parlera, selon le cas, d'une guérison spontanée, d'une guérison due aux techniques de soin, ou même, lorsqu'elle est attribuée à des phénomènes surnaturels, d'une guérison miraculeuse. Mais n'oublions pas la part active que le malade lui-même prend à sa propre guérison : il est souvent impuissant à se guérir tout seul, mais, en même temps, il est presque impossible de guérir quelqu'un sans son accord intime, sans sa participation active (chose évidente en psychiatrie, probable en médecine générale).

La guérison est ensuite un état, celui de quelqu'un qui a été malade et qui, définitivement, ne l'est plus. A proprement parler, on ne parlera pas de guérison si le malade n'est qu'amélioré, ni même si la maladie ne se manifeste plus mais recommencera sans doute un jour (on parle alors de rémission).

Ce double sens du mot est à l'origine de nombreux malentendus que les psychiatres connaissent bien. Comment faire comprendre à un psychotique, qui va parfaitement bien sous traitement, qu'il doit continuer à prendre ses neuroleptiques ? À un alcoolique, qu'il doit se considérer comme tel même s'il est abstinent ? Les exemples sont nombreux. Si la langue française maintient, à la fois, les deux significations du mot, il doit y avoir une raison à cela. En tout cas, la conséquence en est que lorsqu'on parle d'une guérison en cours, on postule qu'elle va se poursuivre jusqu'à son terme : l'état de guérison. Le mot désigne un concept que l'on peut considérer comme *proactif*. Il agit sans doute, de par lui-même, comme un médicament, si nous admettons que des représentations favorables de l'avenir d'un malade sont elles-mêmes favorables à une bonne évolution.

C'est la raison pour laquelle, malgré l'ambiguïté du terme, j'ai choisi de le maintenir dans l'intitulé de cet ouvrage. C'est aussi parce que le mot qui désigne généralement en français le thérapeute traditionnel est celui de *guérisseur*. Pour l'éviter, on parle aussi de *tradi-praticien* : mais, outre le fait qu'il s'agit là d'un barbarisme, ce mot ne nous dit rien. Il est typique d'un état de la civilisation qui privilégie la désignation rigoureuse, univoque, sur l'évocation symbolique.

Guérisseur et « guérissant »

En ce qui nous concerne, nous allons privilégier la première acception du terme, celle du processus de guérison. Là aussi, il existe une équivoque : nous pouvons parler du malade qui est en train de guérir, comme des procédés qui lui sont appliqués dans ce but. Et là aussi, le maintien de cette équivoque est utile, dans la mesure où elle conduit l'esprit humain à admettre que les procédés de guérison externes sont efficaces sur le processus de guérison interne au patient. En quelque sorte, c'est comme si le langage lui-même nous disait, en confondant les deux dans une même désignation, que le malade allait guérir automatiquement, dès lors que la thérapie guérisseuse est à l'œuvre.

Nous voyons par là comment le langage, dans lequel nous baignons, dispose d'une efficacité secrète – pour autant qu'on ne la dévoile pas – sous la forme même de ses imperfections. Plus précisément, le langage courant est très imparfait sous l'angle de la *dénotation* (une chose, un mot), mais il possède par là même une fonction de *connotation* (un mot évoque plusieurs choses) qui fait notamment sa richesse poétique. Le fait que notre esprit soit occupé à comprendre la portée dénotative d'une phrase ne l'empêche pas d'entendre les significations connotées, même si celles-ci nous restent inconscientes. Je pense que c'est là l'une des explications de ce qu'on nomme l'*efficacité symbolique*, dont nous aurons à reparler. Prenons la phrase *« Qu'est-ce que guérir ? »* ou *« Comment guérit-on ? »*. Vous pouvez-les entendre de deux façons, selon que vous donnez aux mots *guérir*, *guérison*, un sens passif ou un sens actif. Le malade guérit, le guérisseur guérit. Les deux faisant, selon la langue, la même chose, sont fondés à s'identifier l'un à l'autre, ce qui favorise forcément le travail. On dira que cette équivoque est propre à la langue française, ou à certaines langues, certainement pas à toutes. C'est vrai, mais je ne donne cela qu'à titre d'exemple, et tiens que toutes les langues possèdent des équivoques du même genre dont il est possible de jouer, et par lesquelles il est facile de se laisser envoûter.

Mais s'agit-il seulement d'équivoque, ou bien les mots nous donnent-ils, derrière l'anomalie apparente, une leçon ? Si le malade était plus actif qu'on ne le pense d'habitude ? Si le processus de guérison était un ensemble interactionnel dont le pôle apparemment passif était en dernière analyse le plus déterminant (voire le plus actif)? Si le pôle actif – le guérisseur, le médecin – était influencé par le malade sans s'en douter, au point d'en tomber malade, parfois… et parfois aussi d'être guéri par lui ? Examinons l'hypothèse.

Une expérience guérisseuse

Il est connu qu'un guérisseur est souvent, sinon toujours, un ancien malade, un malade guéri, qui trouve dans son expérience de malade l'origine même de son pouvoir de guérisseur. Mais c'est aussi quelqu'un que la maladie aura marqué définitivement, et qui dès lors conservera tout au long de son existence une fragilité particulière, invisible le plus souvent, mais réelle, et susceptible de réapparaître.

Je voudrais citer ici le cas d'un homme qui est un bon exemple de cette ambiguïté. Il avait été gravement malade dans sa jeunesse. Il avait failli mourir, sa peau partait en lambeaux. Sur son lit de malade, il avait eu la vision d'une femme jinn qui lui avait fait vivre un amour incomparable. Par amour et par reconnaissance, elle lui avait fait le don de pouvoir guérir les autres, après avoir guéri lui-même. Un tel don n'est pas sans contrepartie : il avait dû choisir entre l'abandon de sa foi – ce qu'il avait refusé – et la mort de son premier-né. Mais à l'époque, il était célibataire, et il avait accepté sans réfléchir.

Célibataire, il l'est resté longtemps, bien après l'âge ordinaire du mariage, au point qu'on disait, alors même qu'il vivait l'amour merveilleux de sa *djinniya*, qu'il n'aimait pas les femmes. La première femme humaine qu'il a convoitée ne lui a pas été accordée, pour cette raison. La deuxième, il l'a prise toute petite à son père et lui a enseigné le Coran, avant de l'épouser quand elle est devenue nubile. Ils ont perdu leur premier enfant. Devenu par la suite un homme mûr et un guérisseur respecté, il conservait le souvenir d'une vieille incertitude sexuelle. Après qu'une malade agitée lui eut fait une torsion testiculaire, dans le tohu-bohu d'une prise en charge difficile, il a souffert d'impuissance. Un psychiatre en a profité pour le soigner avec des injections. Peu à peu, il l'a transformé en malade. Il l'a hospitalisé. Que voulait-il faire ? Sans doute établir avec lui une relation privilégiée, mais inégale, et profiter de la science de cet homme remarquable au prix de sa destruction ? Heureusement, l'homme a pu finalement rentrer chez lui, et reprendre son travail.

La position thérapeutique

Cet exemple nous montre un malade devenant guérisseur, puis redevenant malade. Entre l'un et l'autre de ces états, une relation existe. Elle est réciproque. Dans la relation thérapeutique ordinaire, alors même que le thérapeute et le patient restent chacun bien à leur place, de tels phénomènes se produisent parfois. C'est d'ailleurs une des raisons pour lesquelles le cadre de la cure est aussi rigide. Certains discours de patients sont susceptibles de rendre malade le thérapeute, lorsqu'ils touchent à sa propre fragilité. D'où l'avantage, pour celui-ci, de la connaître, de l'accepter, d'accepter aussi d'être touché – pour pouvoir rebondir (c'est la résilience du thérapeute) [19].

---

[19] Note 5.

Plus intéressant pour notre propos, est le fait que les phénomènes thérapeutiques peuvent parfois être réciproques, eux aussi. Je vois à cet égard deux possibilités. Dans le premier cas, le thérapeute se guérit lui-même en cherchant ce qui convient au patient. Dans l'autre, le patient occupe sans le savoir, sans le vouloir, une position thérapeutique. Pour comprendre ce que signifient ces termes, un peu de théorie est nécessaire. Cette théorie sera basée sur les observations de recherche clinique faites à Lierneux, dans le service d'Accueil Familial qui confie à des familles ordinaires l'hébergement et l'entretien de patients psychiatriques adultes, sous supervision de professionnels. Deux notions sont essentielles : celle d'*interaction* et celle de *contexte relationnel* [20].

L'*interaction* est un processus d'échange qui modifie la position sociale de chacun des acteurs de l'échange, et dès lors, la représentation qu'ils ont d'eux-mêmes. On peut comparer ces échanges à une transaction marchande, même s'ils portent souvent sur des choses beaucoup plus subtiles telles que la morale ou le prestige : comme dans une transaction marchande, l'échange est censé se faire à l'avantage des deux parties, et pourtant, en pratique, le plus habile ou le plus fort s'enrichit souvent au détriment de l'autre. Mais les avantages en jeu sont souvent multiples : celui qui perd le plus peut obtenir des compensations, et s'en contenter. Au bout d'un temps, un compromis s'opère, chacun des acteurs occupe une position sociale modifiée, mais stable.

Le *contexte relationnel* se réfère à la situation de chacun des acteurs de l'échange dans leur environnement. C'est le contexte qui détermine la position stratégique de chacun, ce qui fait que l'un a plus de chances que l'autre d'*emporter le morceau*, indépendamment même des qualités intrinsèques de chacun.

---

[20] SCHURMANS D., Analyse relationnelle et processus pathogène, in Evolution Psychiatrique, XLIV, 3, 457-493.

Changement de rôles

Globalement, on voit que *l'interaction modifie le contexte relationnel, et qu'en revanche, le contexte relationnel détermine fortement l'interaction.* On peut considérer qu'une interaction est thérapeutique pour l'un des acteurs si son résultat est d'améliorer la solidité de son identité personnelle. C'est-à-dire de conforter le processus par lequel un être humain se définit, grâce à l'image qu'il reçoit des autres, s'accepte et s'assume, avec ses qualités et ses défauts, et conserve assez de souplesse pour pouvoir s'adapter aux circonstances mouvantes de l'existence. A l'inverse, elle est pathogène si elle met à mal cette identité, par exemple en abaissant la position sociale, en rendant plus difficile l'accès aux ressources de l'environnement, en altérant la qualité des images de soi renvoyées au sujet, en mettant l'accent sur des défauts mal assumés, en suscitant chez le sujet des réactions de défense rigides, ou inadaptées aux circonstances.

Globalement aussi, on voit que l'influence thérapeutique d'un des acteurs sur l'autre passe par le rôle qu'il joue dans l'interaction, et que ce rôle peut dépendre de sa stratégie, ou de sa position, ou des deux à la fois. Les thérapies reconnues sont des montages relationnels qui organisent à la fois le contexte relationnel (le « cadre », et donc la position du thérapeute par rapport au patient), et la stratégie interactionnelle. La théorie de référence est précisément ce qui guide l'interaction, souvent supposée être à sens unique. Avec sa théorie du contre-transfert, heureusement, la psychanalyse reconnaît d'ailleurs qu'il n'en est rien.

La réalité de la cure dépasse toujours largement son approche théorique. Dans la réalité, le cadre n'est pas souvent respecté à la lettre, l'interaction se révèle infiniment plus riche, imprévisible. Le patient y joue un rôle bien plus actif, vis-à-vis du thérapeute comme vis-à-vis de lui-même. On en arrive ainsi à des situations complexes, parfois mal maîtrisées, comme celle bien connue de C. G. Jung et Sabina Spielrein.

Cette situation n'est certainement pas un modèle à suivre, mais elle est passionnante à comprendre. Jung est à cette époque un jeune psychiatre brillant, mais relativement inexpérimenté, qui s'intéresse aux théories freudiennes. Sabina Spielrein est une jeune fille fascinante, remarquablement intelligente, hystérique comme on en faisait à l'époque (au point qu'on avait diagnostiqué chez elle une schizophrénie ou tout au moins, une psychose hystérique). Dans la relation thérapeutique s'installe une séduction réciproque, qui sera très mal gérée par Jung, puisqu'il l'accepte dans un premier temps (allant semble-t-il jusqu'aux rapports sexuels), avant de paniquer quand elle se met en tête d'avoir un enfant de lui. Pour « sauver son couple » (il est marié), il finit par rompre la relation. Les deux protagonistes font alors appel à un arbitre, Freud. Celui-ci commence par soutenir l'homme, qui est son disciple, avant de se raviser, peut-être quand Jung ne lui semble plus être le successeur idéal dont il avait rêvé. Il accueille alors Sabina Spielrein parmi ses propres élèves, et lui « empruntera » quelques idées théoriques fondamentales (la *destrudo*, qui deviendra l'instinct de mort).

C'est une histoire assez moche, mais aussi tout à fait merveilleuse, ne fût-ce que parce que Sabina s'en tire [21] : elle quitte l'hôpital du Burghölzli, elle cesse d'apparaître comme psychotique, elle devient même psychanalyste. Pourtant, elle a été aux mains de gens qui, même si ce sont de grands ancêtres, se sont comportés vis-à-vis d'elle comme des idiots. Comment Jung a-t-il pu éviter le malheur d'avoir enfoncé sa patiente dans la folie, alors qu'il l'a abandonnée après l'avoir séduite ? J'ignore comme tout le monde la réponse précise à cette question, mais je ne peux m'empêcher de croire que la clé de cette « réussite » réside précisément dans le fait que le rapport de force, à un certain moment, s'est trouvé inversé. Au sens propre du terme, Sabina se serait retrouvée *maîtresse* du jeu et s'est rendu compte qu'elle pouvait assumer cette position.

---

[21] Au moins provisoirement, car elle sera plus tard victime des Nazis.

Il est probable aussi que le transfert s'est quelque peu déplacé de Jung vers Freud, et que celui-ci, par la distance qu'il mettait en son âge mûr avec cette sorte de choses, l'a aidée à sublimer. Ce qui me semble certain, c'est qu'en l'occurrence les mécanismes thérapeutiques qui ont joué n'ont rien à voir avec la stratégie du thérapeute. Ils ont tout à voir, par contre, avec la *position* que Jung a laissé prendre à Sabina vis-à-vis de lui.

On peut encore se demander quel rôle a joué Sabina Spielrein vis-à-vis de Jung. Elle ne l'a pas détruit, bien sûr. Il ne m'étonnerait pas qu'elle ait contribué néanmoins à l'éloigner de Freud, donc à forger son destin propre. Que cela soit favorable ou non, thérapeutique ou pathogène, est un autre débat.

Guérir une maladie par une autre

Une autre histoire, tout aussi passionnante et tout aussi éclairante, est celle du Président Schreber. C'était, à la fin du XIXème siècle, un juriste très compétent, ambitieux, président de chambre. C'était aussi le fils d'un savant médecin réputé pour ses théories éducatives (gymnastique et prothèses devant redresser le corps et l'esprit) qui appliquait ses théories à sa propre progéniture d'une manière qui nous semblerait aujourd'hui tyrannique, et même préfasciste. Elevé de la sorte, Daniel Schreber ne pouvait que se méfier de ses propres pulsions, face auxquelles la seule défense possible était une rationalisation outrancière, l'ordre juridique remplaçant ici la gymnastique rigoureuse de son père.

Deux circonstances, deux échecs, ont sans doute fait échouer le soutènement qui tenait jusque-là la santé mentale de cet homme : il ne réussit pas à se faire élire au parlement, d'une part, et surtout, il n'a pas d'enfant. Sa maladie mentale commence par une sorte de dépression anxieuse hypochondriaque, dont la nature psychotique se révèle bientôt. Un premier accès guérit cependant grâce au traitement du Professeur Flechsig, célèbre neurologue. Huit ans après se produit une rechute franchement schizophrénique, avec une terrible angoisse de mort et un délire de persécution centré, précisément, sur le Professeur Flechsig, qu'il accuse à présent d'avoir commis à son endroit un *meurtre d'âme* [22].

Cet épisode commence par une pensée singulière, survenue dans un état intermédiaire entre la veille et le sommeil : « il serait beau d'être une femme subissant l'accouplement ». Chose qu'il pouvait certes penser, mais qu'il ne pouvait admettre d'avoir pensé. Dans un état terrifiant où il se sent, les organes détruits, *laissé en plan* comme sur une décharge, tous les sens envahis par des hallucinations épouvantables, il élabore un délire mystique dans lequel, peu à peu, un sens se fait jour : si cette épreuve lui arrive, c'est que Dieu a sur lui un dessein étrange : faire de lui son épouse, engendrer en lui une nouvelle race d'hommes après l'avoir transformé en femme. Révolté, dans un premier temps, il finit par accepter son destin et guette sur son corps les signes de la féminisation progressive.

Ce qui est intéressant pour notre propos, c'est que les signes de dissociation schizophrénique vont disparaître peu à peu, et qu'il va récupérer, au terme de plusieurs années d'asile, assez de compétence que pour intenter un procès à l'état et pour défendre, et obtenir, son élargissement. Il écrit même un livre, qui est une auto-observation tout à fait remarquable, dans le but d'étayer son argumentation juridique : avec une intelligence pénétrante, il ne nie pas les faits délirants, bien qu'il ne les appelle pas ainsi. Il les expose largement, mais combat la conséquence qu'on en tire. Après avoir gagné son procès, il reprend sa vie professionnelle et conjugale, et va même jusqu'à adopter une fillette.

L'histoire du Président Schreber est un exemple de ce que l'antipsychiatrie appellera plus tard la *traversée de la folie*. S'agit-il de guérison ? Manifestement pas : les idées délirantes persisteront jusqu'à la fin. Par contre, ce qu'on peut appeler le

---

[22] Note 6.

destin de l'homme Daniel Schreber s'est modifié, s'est amélioré de façon extraordinaire : il a cessé de souffrir de ses hallucinations et surtout, il s'est réconcilié avec lui-même, en particulier avec la part féminine de lui-même qui auparavant lui semblait être une monstruosité. Cette réconciliation s'est opérée grâce à l'évolution spontanée de son délire, et non grâce aux thérapeutiques qui lui ont été administrées, car celles-ci étaient évidemment d'une inefficacité totale[23].

Si l'on ne peut parler d'un *état* de guérison au sens strict, on doit reconnaître par contre l'existence d'un *processus* de guérison, incomplet sans doute, mais fort satisfaisant. Cliniquement, ce processus a fait évoluer l'état mental du Président Schreber de la *schizophrénie paranoïde* vers la *paraphrénie*. Celle-ci est définie dans les manuels comme une psychose délirante compatible avec une vie normale, ou presque normale. Le délire paraphrénique est un délire d'imagination riche, foisonnant mais stable, absurde au regard du sens commun mais interférant très peu avec ce dernier, comme si les deux logiques, la délirante et l'autre, se trouvaient séparées par une frontière invisible qui permet leur coexistence pacifique. La paraphrénie est en fait une forme d'évolution résiduelle de la schizophrénie paranoïde.

Dans d'autres cas, l'évolution se fait vers une rémission partielle, avec des rechutes ; dans d'autres cas enfin, vers une aggravation continue qui se termine en *démence vésanique*. De nos jours, les neuroleptiques favorisent la deuxième forme évolutive : la schizophrénie se stabilise partiellement sans changer de caractère ; les symptômes régressent mais sont prêts à revenir en force si le traitement est interrompu. Les deux autres formes évolutives sont devenues plus rares : la démence vésanique est généralement évitée, ce qui est heureux, mais la paraphrénie est également plus rare, et cela se comprend. Car pour qu'elle survienne, les symptômes délirants ne doivent pas être attaqués par un traitement actif. Au contraire, ils doivent être sauvegardés

[23] On est en 1900…

et enkystés, de façon à constituer un univers délirant autonome, distinct de l'univers commun.

L'essence du processus de guérison

On peut légitimement se demander si l'évolution paraphrénique n'est pas la forme naturelle de guérison de la maladie schizophrénique (sous sa forme paranoïde) en l'absence de tout traitement actif, et s'il existe des facteurs qui favorisent cette évolution spontanée. Que seraient-ils ?

On peut imaginer des facteurs internes (biologiques) ou externes (biographiques), ou encore supposer que les *caractéristiques propres de la structure logique du délire* favorisent cette évolution [24]. On voit déjà que ces différentes hypothèses ne s'excluent pas mutuellement. Ce qui nous importe aujourd'hui, c'est l'idée d'une *dynamique de guérison* intrinsèque à la maladie elle-même, ou à certaines de ses formes. C'est poser la question, cruciale pour le sujet qui nous occupe, de ce qui constitue cette dynamique.

Si la maladie mentale provient seulement de l'organisme, de l'organique sous toutes ses modalités (génétique, constitutionnel, environnemental, pulsionnel au sens *proto-freudien* du terme…) les raisons constitutives de la dynamique de guérison sont à chercher dans la logique du vivant et dans l'organisation neuronale. Si elle provient de l'interaction entre le cerveau et l'information qui lui parvient, ses raisons sont à chercher prioritairement dans l'organisation sociale et dans le code culturel.

Cette deuxième hypothèse a bien entendu mes préférences. Nous aurons tout le temps de l'explorer, à partir de multiples exemples à travers le monde. Mais posons-nous pour le moment la seule

[24] Note 7.

question suivante : « Pourquoi Schreber a-t-il réussi à sortir de l'état dissociatif aigu, et à *paraphréniser* sa psychose ? ».

Sigmund Freud a donné sa réponse (dans les *Cinq psychanalyses*) : la paranoïa est l'expression délirante d'un conflit portant sur une dimension homosexuelle, non intégrable par la personnalité. Dès lors, Schreber travaille-t-il à résoudre le conflit d'une manière délirante, notamment en cherchant une caution divine aux pulsions qu'il réprouve. Il souffre néanmoins, aussi longtemps que les normes éducatives et conventionnelles résistent à l'élaboration délirante. Il cesse de souffrir quand celle-ci a pris le dessus, définitivement.

Du point de vue culturel, le conflit entre les normes éducatives et le délire nous apparaît clairement comme un conflit entre deux aspects de la culture européenne et chrétienne : d'un côté la pression moralisatrice, de l'autre la puissance du mythe de l'incarnation. Schreber a dû faire appel au mythe chrétien le plus fondamental pour faire pièce à la panique homosexuelle. Il a utilisé ce matériau culturel en le transformant, bien sûr, de manière que nul ne le reconnaisse, surtout pas lui-même. Ce faisant, il a fait preuve d'une capacité d'élaboration imaginative exceptionnelle, qui lui appartient en propre. Cependant, la culture lui a fourni les matériaux, sans lesquels l'opération eût été impossible. La condition de la femme étant ce qu'elle est, en Europe à la fin du XIXème siècle, il existait malgré tout une femme, et une seule, qui bénéficiait d'un prestige suffisant pour faire accepter à un homme la perte imaginaire de sa virilité : c'est, bien sûr, la Vierge Marie.

En termes plus généraux, le malade vit un conflit personnel qui fait écho à un conflit collectif (culturel et social). Dans le cas de Schreber, le conflit entre la tentation homosexuelle et la protestation virile fait écho à la difficulté sociale de mettre la femme au même rang que l'homme [25]. Plus précisément encore, il est culturellement difficile d'assigner à la femme une position sociale définie : on la considère comme « naturellement » inférieure, et pourtant sa présence est attestée à tous les échelons de la société… Dès lors, qu'est-ce que *l'honneur d'une femme* ? Une femme est-elle honorable quand elle se réalise en tant que femme ? Ou seulement si elle suit son mari, est fidèle et élève bien ses enfants ? Ce problème est connu. Mais du point de vue d'un homme comme Schreber, qui doit faire en lui la part du féminin, la solution est inaccessible. Son problème personnel, ainsi doublé d'un problème collectif qui le renforce, devient insoluble. D'où la dissociation, l'angoisse et toute l'horreur des premières années de sa maladie. Le délire y apporte une solution paradoxale, parce qu'il n'est pas soumis aux exigences de la logique courante. Ainsi, la volonté divine apporte à l' « *éviration* » de Schreber une caution suffisante. Pour faciliter les choses, le délire introduit encore un clivage entre un Dieu inférieur (Ahriman) qui reste persécuteur, et un Dieu supérieur (Ormuzd) dont le désir préside à la transformation.

Dans l'exemple de Schreber, le processus de guérison se met donc en place *grâce au renforcement du délire*. Cela n'est pas si rare, mais ce n'est pas indispensable. Plus généralement, le processus de guérison dépend de l'atténuation du conflit interne, qui dépend lui-même dans une large mesure de celle du conflit socioculturel. Du point de vue de la société, l'invention d'un délire ne change rien (sauf dans des cas exceptionnels, comme celui d'Adolf Hitler) [26]. Mais du point de vue du patient, cela change tout. Un délire est en effet une tentative individuelle, sans doute vouée à l'échec, de changer la culture.

Voilà pourquoi le délire est une tentative d'auto-guérison, chose que les psychiatres ont souvent remarquée. Le malade y perd

---

[25]Que l'homosexualité masculine soit associée à une absence de virilité est l'idée de Schreber (d'où son délire d'*éviration)*. Cela reste celle de bien des gens, même aujourd'hui.

[26] Note 8.

cependant quelque chose sur le plan de la communication : il a changé les repères culturels de l'échange. En d'autres termes, il est devenu *aliéné*. Cette solution est donc très imparfaite. Parfois elle est pire que le mal. Y a-t-il mieux à faire ?

Deux voies d'approche, deux traditions

Si nous admettons qu'il existe deux conflits qui se répondent et se renforcent, il y a donc aussi deux voies d'approche.

La première est d'identifier le conflit interne et de le résoudre, ou tout au moins de l'atténuer. Cette méthode est celle de la plupart des psychothérapies d'inspiration occidentale, centrées sur l'individu et sa capacité d'élaboration mentale (ce que Freud appelait, en allemand, *die Durcharbeitung*). C'est le principe de la psychanalyse, mais c'est aussi celui des thérapies cognitivistes, par exemple, qui travaillent les représentations mentales *actuelles* de la personne malade, sans se soucier principalement de leurs conditions de production.

La deuxième est d'aborder le problème sous l'angle du collectif, et d'y porter remède en supposant que l'individu en bénéficiera. A première vue c'est une méthode plus indirecte, et dès lors moins sûre, sauf dans les cas où la relation entre la souffrance individuelle et les troubles de la sphère collective est évidente.

Nous voyons tous les jours des gens malades (je ne parle pas ici de psychotiques, mais de victimes de traumas psychiques) qui seraient en bonne santé s'ils n'avaient pas connu de troubles politiques, de guerres, de difficultés économiques graves. Nous en sommes cependant réduits à travailler avec eux sur un plan strictement individuel, parce que les causes collectives nous échappent, évidemment. Nous nous trouvons déjà un peu plus près du problème collectif réel, quand nous constatons que la politique d' « accueil » aggrave le trauma en le répétant: là, il nous est possible d'intervenir dans une certaine mesure en tant que citoyens. Mais il n'est pas nécessaire de dire à quel point l'action citoyenne paraît dérisoire et décevante, face à une souffrance individuelle.

Je pense toutefois que la lutte sur le terrain social, de même qu'une attitude d'accueil et de soutien vis-à-vis des personnes qui se présentent à nous, sont d'une efficacité plus grande que nous ne pourrions le penser. Indiscutablement, elle aide les victimes de troubles sociaux à se réinsérer dans le monde tel qu'il est : elle recrée du lien social. Elle est donc proprement psychothérapique. Mais dans la sphère du collectif, il y a mieux à faire encore, et ce sont les praticiens traditionnels qui nous le révèlent.

Le chapitre suivant sera consacré à l'étude détaillée des conceptions et des méthodes de travail d'un grand guérisseur sénégalais, à qui j'ai plaisir à rendre hommage, Ibrahima Tabane. Qu'il suffise aujourd'hui de dire que ses méthodes consistent, pour l'essentiel, à résoudre l'*ensorcellement du collectif* [27], responsable d'une souffrance individuelle, en usant d'un langage codé qui n'est autre que celui de la culture elle-même, par l'intermédiaire des croyances collectives. Grâce à son intuition extraordinaire, à sa parfaite connaissance des symboles verbaux et non verbaux, grâce au maniement habile de ces symboles, il parvient à induire des comportements de réconciliation là où spontanément n'existaient que la répétition de la haine et l'engrenage de la folie. Il s'agit donc bien d'identifier le conflit collectif, supposé être à l'origine du trouble individuel, et d'y répondre.

Dans un contexte africain, cela ne surprendra personne. L'idée qu'une maladie, mentale ou autre, puisse être causée par la mauvaise volonté d'un tiers est considérée du Nord au Sud du continent comme une évidence première. Les Européens peuvent-ils honnêtement la rejeter ? Assurément, il leur faudra du temps pour admettre qu'un accident de voiture ou un infarctus du myocarde soit une attaque sorcière... Les Européens ont d'autres

---

[27] Expression empruntée à Bernard Chouraqui.

références culturelles, tout à fait estimables au demeurant : ils ont intégré culturellement la notion de hasard, la notion de causalité physique, ainsi que de nombreuses notions physiologiques qui leur paraissent suffisantes, dans la plupart des cas, pour expliquer ce qu'ils constatent. Mais ils commencent peu à peu à faire place à d'autres formes de causalité : ils admettent de plus en plus, par exemple, la *transmission transgénérationnelle* de certains troubles psychiques, et même de certaines répétitions d'incidents objectifs à portée symbolique. Bien qu'ils doivent se faire violence et qu'ils puissent avoir peur de céder à l'irrationnel (qui n'a strictement rien à y voir), ils commencent à comprendre l'existence d'une *causalité symbolique*.

Nous consacrerons également un chapitre entier à cette question, à essayer de la cerner et de la définir d'une manière, précisément, rationnelle, avec l'aide de Claude Levi-Strauss. Disons déjà que le langage et les représentations collectives imprègnent toute société humaine et co-déterminent tout échange et tout comportement humains. Il n'est pas étonnant qu'ils déterminent aussi le résultat de nos actions. La rationalisation de nos comportements nous sert aussi à mettre en-dehors du champ de notre conscience les éléments qui nous gênent ; elle est, comme la psychanalyse le reconnaît, un mécanisme de défense.

Somme toute, les deux formes de causalité (physique et symbolique) méritent d'être reconnues, car elles coexistent partout et toujours. Ce qui sépare profondément les Occidentaux de la plupart des autres êtres humains, ce n'est pas cela : c'est leur conception de la Personne. Pour un Européen, l'individuation est conçue comme un processus d'isolation progressive, qui se fait dans l'enfance, à partir d'un état originel que l'on suppose souvent d'indistinction fusionnelle [28]. En quelque sorte, *plus on est seul (ou capable de l'être), plus on est soi*. Pour les Africains

---

[28]Jean LAPLANCHE a cependant fait justice de cette conception. Cf. *Nouveaux fondements pour la psychanalyse*, 2ème partie : Fondements, §2 : Les protagonistes de la situation originaire, Paris, PUF, 1987 (2ème édition 2008, p. 92-103).

et la plupart des autres humains, c'est l'inverse : on devient humain dans la mesure où, à partir d'un état pré humain (le monde des Ancêtres) on entre dans l'univers social, et dans la mesure où on y trouve sa place. Nous verrons cela au chapitre 2.

Cette différence culturelle permet en tout cas de comprendre pourquoi les méthodes thérapeutiques de tradition occidentale se centrent sur ce que nous avions appelé le *conflit interne*, alors que la plupart des méthodes thérapeutiques non occidentales se centrent sur la résolution du *conflit collectif.* Au-delà de cette différence, je considérerai avoir atteint mon but si je réussis à persuader le lecteur de la rationalité de ces méthodes, de leur compatibilité théorique, et malgré leurs limites inévitables, de leur éminente dignité.

Chapitre 2: Théorie et pratique des guérisseurs sénégalais

Une grande civilisation

Le « continent noir », le « cœur des ténèbres », lieu de tous les fantasmes des Européens, a sans doute rarement été pris pour ce qu'il est réellement : un lieu extraordinairement cultivé. Pour comprendre cela, il aurait fallu que les visiteurs européens sachent distinguer, hors de leur propre cadre, ce qui est culturel de ce qui est naturel. Il aurait fallu qu'ils sachent clairement ce qu'est une culture. Or ce terme a toujours souffert d'une imprécision telle, que certains anthropologues l'ont jugé inutilisable dans leur discipline…

Ce sont les Allemands qui ont introduit dans le langage intellectuel le mot, dérivé du latin, de *Kultur*, pour désigner quelque chose de propre à un peuple donné, quelque chose qui s'opposait au mot français (et anglais) de *civilisation.* Ce dernier était jugé plus universel, et aussi plus élitiste, dans la mesure où la *civilisation des mœurs* (N. ELIAS [29]) était la fonction propre aux classes les plus élevées d'une société. Mais la civilisation a vite été perçue, à partir du XIXème siècle surtout, comme l'évolution spontanée des sociétés humaines dans leur ensemble, dans une perspective darwinienne, et, dans ce contexte, il semblait évident que certains groupes humains étaient plus avancés que d'autres. Il est naturel qu'un groupe disposant d'une avance technique se juge lui-même, de ce fait, plus avancé que les autres, et qu'il fasse de son avance le critère principal de l'évolution humaine. Il se peut même qu'il ne soit pas conscient de ses propres retards, et passe à côté de ce qui rend d'autres groupes supérieurs à lui. Selon cette conception qui, bien heureusement, a fait son temps, il n'y aurait qu'une civilisation, mais plusieurs cultures de valeur inégale.

[29] ELIAS N., *La Civilisation des mœurs*, Paris, Calmann-Levy, 1973.

Ces idées ont longtemps validé l'entreprise coloniale et ses abus, au nom de ce qu'on appelait le *fardeau de l'homme blanc* : mener les peuples « primitifs » à un niveau de civilisation comparable à celui des Européens, tout en faisant l'impasse sur la brutalité déployée et sur les avantages tirés. Elle est devenue d'autant plus insoutenable que le développement très relatif des territoires colonisés s'est accompagné d'une destruction dramatique des bases du lien social, fondées sur des traits culturels ancestraux élaborés empiriquement, justifiés idéologiquement, qui permettaient à ces sociétés de vivre et de se perpétuer. La catastrophe de la plupart des états post-coloniaux semble due, en effet, à ce que la colonisation a détruit l'équilibre subtil entre le pouvoir politique traditionnel et les contre-pouvoirs qui le contrôlaient, et qui l'empêchaient de trop abuser de sa force.

Dans la région des « Grands Lacs » d'Afrique Centrale, il existait de nombreux royaumes aux traditions complexes. Elles ont notamment été étudiées par Luc de Heusch [30]. Dans ces sociétés, le pouvoir royal se fondait sur sa capacité de garantir l'ordre et la prospérité de ses états. Cette capacité, fondée sur la transgression d'un interdit majeur (homicide ou inceste, réels ou symboliques), affirmait d'emblée la force du personnage royal, le rendant dangereux par nature, mais elle était domestiquée par l'alliance nécessaire avec une force antérieure à la sienne, celle du peuple et de la terre. Tant que le roi se montrait digne de son rôle, il régnait en monarque absolu. Mais un grave revers militaire, ou plus encore une calamité naturelle, le mettaient en danger. Certains avaient alors le droit, le devoir et le pouvoir de le tuer. Ce contre-pouvoir n'avait sans doute rien de démocratique, pas plus que le pouvoir du roi. Mais il existait, et se montrait efficace. Dans l'état post-colonial, il n'y a plus rien de tel, tandis qu'un contrôle démocratique n'a pas encore eu le temps de s'imposer. La dictature fonctionne dès lors sans contrepartie, à plein rendement.

---

[30] de HEUSCH L., *Le roi ivre ou l'origine de l'Etat, Mythes et rites bantous I,* 1972 ; *Rois nés d'un cœur de vache, Mythes et rites bantous II,* 1982, Paris, Essais, Gallimard.

N'ayons pas la naïveté de croire qu'un société humaine, quelle qu'elle soit, pourrait se passer d'abus majeurs. Dans l'histoire, il y a de nombreux exemples d'abus qui ont détruit une société. Il y en a eu d'autres qui, paradoxalement, ont donné naissance à de nouvelles formes de lien social. Sans aller plus loin dans cette casuistique historique, remarquons combien l'organisation de ces sociétés d'Afrique Centrale était sophistiquée : elle liait l'exercice du pouvoir à un système symbolique, auquel une redoutable efficacité était attribuée ; elle équilibrait dans un dosage savant la force nécessaire à l'Etat et les règles qui en limitaient l'usage ; elle affrontait au passage des antagonismes redoutables (la vie et la mort, le permis et le défendu, le masculin et le féminin, le proche et l'étranger...). Ces sociétés étaient construites sur de savants équilibres, ce qui faisait à la fois leur force dans les circonstances normales, et leur faiblesse quand survenaient des événements imprévisibles.

L'aspect le plus caractéristique des univers traditionnels précoloniaux (qui survivent en grande partie, en tant qu'héritages culturels) est la place qu'y prend le symbolique. Comprenons d'abord bien ce que signifie ce terme :

On appelle *symbole* un objet (quel qu'il soit) qui se trouve lié à un autre dans un contexte donné, par un lien tel que le premier évoque et signifie le second en son absence. Le premier est appelé *signifiant*, l'autre *signifié*. La similarité entre les deux objets peut notamment être *métaphorique* (l'un est l'image de l'autre) ou *métonymique* (il existe entre eux une contiguïté telle que penser à l'un fait penser à l'autre). Le plus important, pour ce qui nous occupe, est de comprendre que le lien symbolique ne peut se maintenir que par rapport à un contexte de référence (on parle à ce sujet de *référent*). C'est le contexte qui valide ce lien : à quoi rimerait-il de parler de « voile », à propos d'un bateau, si nous ne connaissions pas la marine à voile, ne fût-ce que par ouï-dire ? Et le contexte, c'est un *système de significations*, en d'autres termes un ensemble d'éléments, interconnectés par des liens symboliques. Remarquons que ces liens peuvent rapprocher les objets les uns des autres, mais aussi les éloigner, les rendre incompatibles. Remarquons qu'un tel système est, en principe, infini en extension comme en complexité : de nouveaux éléments peuvent à tout moment être inclus, et de nouvelles connexions peuvent toujours être établies.

A quoi correspondent de tels systèmes dans la pratique ? Simplement, à la *culture*, dont c'est une définition opérationnelle. La culture est le contexte qui donne sens aux éléments faisant partie d'un monde donné, en déterminant les relations de signification qu'ils entretiennent entre eux. En pratique, une culture n'est pas infinie : il y a toujours des éléments possibles, mais inconnus d'elle, qui échappent à son organisation et qui, lorsqu'ils apparaissent, semblent dénués de sens. Mais elle est vaste, plus ou moins vaste, et toujours capable d'établir de nouvelles liaisons. Pour l'essentiel, elle est collective, c'est-à-dire partagée par les membres d'une société, d'un groupe humain constitué. Mais si l'on considère que notre culture est ce qui donne sens à notre monde, il s'ensuit que personne n'a exactement la même culture, parce qu'elle se construit à partir d'une expérience personnelle, chaque fois singulière. Par conséquent, les mêmes symboles, les mêmes mots, n'ont pas exactement le même sens pour chacun de ceux qui les utilisent. Et pourtant, les symboles et les mots sont nos principaux instruments de communication. La communication est possible, mais toujours ambiguë. Notre capacité d'*inférence* (de deviner ce que l'autre veut nous dire) supplée à l'imperfection du message.

La culture est un ensemble très vaste, et l'appellation très générale d'*éléments* que nous avons donnée à ce qui la constitue comprend des choses très différentes (mais toujours interconnectées entre elles). Elle comprend notamment la langue (car les mots et les concepts, réunis par des liens associatifs autant que par des liens syntaxiques, forment une petite culture en soi, au sein de la grande). Elle comprend les croyances, les religions, les philosophies. Elle comprend aussi les coutumes, les manières de vivre et les objets d'usage courant, pour autant qu'ils soient symboliquement reliés à d'autres objets, à d'autres concepts. Elle comprend enfin les choses de la nature, animaux, plantes, paysages, météores, événements, auxquels une signification particulière et contextuelle aura été donnée.

Cette manière de définir et de caractériser la culture est générale. Elle concerne toutes les cultures du monde, la culture occidentale ne faisant heureusement pas exception. Celle-ci possède cependant quelques particularités remarquables. Mais avant d'en parler, il faut d'abord contester l'habitude des Occidentaux de se poser seuls, face à tous les autres, comme si eux seuls avaient le savoir et le pouvoir de conduire ce qu'on appelait autrefois pompeusement le « char de l'histoire ». La culture occidentale n'a représenté le courant principal de l'évolution historique que depuis peu de temps (depuis la découverte des routes commerciales ? depuis l'expansion coloniale ? depuis la maîtrise des techniques de mobilité et de communication ? On en discuterait interminablement). Son hégémonie est d'ailleurs en train de s'étioler sous nos yeux. D'autres courants vigoureux existent dès à présent, fort différents les uns des autres, et l'histoire les fera se confronter entre eux autant qu'ils le feront avec l'Occident.

Concevoir les cultures extra-européennes comme des cultures froides, évoluant lentement par rapport à une culture occidentale portée par le progrès, est un artefact ethnocentrique. Il constate un fait historique (un décalage entre les vitesses d'évolution sociologique de différentes sociétés, à une époque déterminée) en l'attribuant à des propriétés fixes de ces sociétés, sans s'interroger sur les conditions de production de ces évolutions. Il néglige aussi les différences qui existent parmi les sociétés non européennes, et l'existence de phénomènes évolutifs internes, d'une rapidité parfois foudroyante. Il n'en reste pas moins que les sociétés occidentales se caractérisent, au moins depuis la Renaissance, par un rapport particulier au temps. Il y est demandé à chaque génération, non pas de reproduire à l'identique l'héritage des ancêtres, mais d'aller plus loin qu'eux, de les dépasser, et cela non pour les trahir, mais pour leur être fidèle ! C'est cela qu'on a appelé le *progrès*, mot qui évoque une marche processionnaire vers un but lointain, mais inéluctable. À d'autres l'idée d'un temps immobile, celui de la simple reproduction, ou celle du temps cyclique, où la fin d'un monde conduirait à l'éternel retour. Le but, vers lequel marchent les sociétés occidentales, peut être représenté comme la maîtrise absolue sur la nature, comme le dépassement et la fin des contradictions, ou au contraire, dans les moments de doute, comme la catastrophe finale. De toute façon, il n'est pas question de s'arrêter. Cette injonction paradoxale (dépasser nos pères pour leur être fidèles) donne aux sociétés occidentales un dynamisme remarquable. Mais en même temps, elle les expose à un danger majeur, qui ne se révèle que lorsque le changement social devient trop rapide : c'est de ne plus être capable de gérer les tensions entre la tradition et la nouveauté, ou entre le dépassement et la fidélité. C'est ce qui s'est passé au XXème siècle, époque qui a vu deux guerres mondiales : le fascisme, idéologie dominante jusque vers 1945 [31], n'est-il pas fondé sur deux exigences contradictoires, celle du modernisme et celle du retour aux origines, sans pouvoir comprendre, précisément, qu'elles sont antagonistes ?

Une autre particularité des sociétés occidentales, c'est de vouloir séparer radicalement la chose représentée de ses représentants, le signifié de ses signifiants. On veut pouvoir travailler sur la chose en soi, telle qu'elle existe réellement, telle que la science nous la donne à voir. Un immense travail d'épuration, de critique, de déconstruction est à l'œuvre, qui défait les synthèses que nos prédécesseurs avaient élaborées : mythologies, « fausses sciences » telles que l'alchimie ou l'astrologie... Mais des pratiques bien plus modernes, comme la psychiatrie classique ou la psychanalyse, sont aussi attaquées de toutes parts comme non démontrées, ou comme spéculatives. Les meilleurs philosophes ont beau répéter que la « chose en soi » nous est et restera définitivement inaccessible, rien n'y fait, parce qu'il s'agit d'une

[31]Note 9.

exigence culturelle. Or, la démarche scientifique est valable, même en dehors de l'exigence culturelle qui chez nous, en Occident, la transforme si souvent en idéologie. Elle est une méthode d'investigation du réel, la plus sûre sans doute pour ce qu'elle arrive à prouver, mais la plus exigeante aussi : celle qui ne peut se permettre de rien affirmer qui ne soit prouvé. Elle risque alors de passer à côté de bien des choses, notamment de ce qui, dans l'organisation mentale et sociale, ne relève pas des choses en soi, mais des constructions humaines.

L'Afrique nous offre un autre visage de la culture humaine : c'est celui d'un monde où tout est signifiant, où tout est relié. La séparation postulée par les Occidentaux n'existe pas. Tout est symbole. La position que chaque personne occupe au sein de sa famille, par rapport à ses ancêtres, par rapport à ses frères et sœurs plus âgés, plus jeunes, ou de même âge, définit ce qu'elle est, comment on la nomme, comment on la considère, comment elle doit traiter chacun, et être traitée par chacun. La position de la famille dans le clan, du clan par rapport à l'ethnie, de l'ethnie par rapport aux autres ethnies voisines ou lointaines, est régie par des récits, par des mythes très anciens qui rapprochent ou qui éloignent, qui créent des inimitiés ou des « parentés à plaisanterie ». Ces mythes font appel à l'univers surnaturel qui entoure les hommes. Des esprits sont invoqués, dans un rapport d'alliance ou de méfiance, mais toujours respectueux. Des rites organisent les relations entre humains, le passage des classes d'âge et des degrés d'initiation. D'autres rites organisent les relations entre les humains et le monde surnaturel, dans un but propitiatoire, ou pour réparer les négligences et les erreurs inévitables, que l'on croit être responsables de bien des maux. Comme les esprits ont leurs coutumes, le respect qu'on leur doit oblige à leur offrir ce qu'ils aiment : plantes, animaux, objets dont la nature, l'aspect ou la couleur évoquent l'instance concernée.

Remarquons combien ces conceptions sont proches de la réalité ! Pas de la réalité telle que l'Occident la conçoit, objective, dégagée de ses connotations signifiantes, « chose en soi ». Mais proche de la réalité mentale des systèmes de signification, proche de la réalité culturelle des éléments interconnectés que nous évoquions à la page précédente. Nous ne trouvons pas l'approche culturelle africaine meilleure que l'occidentale, ni d'ailleurs moins bonne. Nous voulons donner à chacun des discours qui se réclament de l'une comme de l'autre, sa part de légitimité et son domaine de vérité. En tout cas, les conceptions africaines ne doivent rien à la nature des choses. Le symbolisme généralisé dont nous parlons est une élaboration humaine, collective, d'une très grande complexité, et d'une portée universelle. Universelle, en effet, et donc valable aussi pour les Occidentaux, moyennant un décodage adéquat. On verra bientôt, à propos de l'Afrique occidentale, comme les croyances de ces peuples nous parlent, nous concernent. On pourrait le montrer en étudiant les représentations et les mythes d'autres régions du monde, quelles qu'elles soient [32].

Démontrer cette affirmation est un des objectifs de ce livre. Je ne pense pas qu'il soit facile à atteindre, tellement l'Occident est imbu de lui-même. Mais tous les humains ont besoin de sens pour comprendre le monde, et pour continuer d'y vivre. Il faut bien dire que l'objectivation des réalités du monde, et surtout celle des rapports sociaux, met l'Occident et les individus qui s'en réclament dans un grand état de pauvreté morale, dont un symptôme est l'inflation monstrueuse de la logique marchande. Néanmoins, il est impossible de demander à la plupart des Occidentaux de se remettre à croire à leurs propres mythes : ils sont trop imprégnés par la pensée critique. Je ne le regrette pas : c'est une grande conquête de l'esprit. Si malgré cela certains d'entre eux veulent se mettre à croire aux mythes d'autres peuples, ils ne le feront qu'au prix de contresens souvent pénibles. Faut-il alors se résigner au *désenchantement du monde* et à la pauvreté morale ?

---

[32] SIMONIS Y., Les Gimi de Nouvelle-Guinée savent-ils quelque chose dont nous ne voulons rien savoir ? Conférence du 24 mars 2000 au GIFRIC (Montréal).

Je ne le crois pas. La solution réside dans la notion de *décodage*. Connaître d'abord, comprendre ensuite le symbolisme des différentes cultures, en y voyant un message universel au-delà de la littéralité des représentations. Considérer les systèmes symboliques comme un langage, les mythes, les récits traditionnels et les représentations comme des discours, et entreprendre à leur égard un travail de *traduction*.

J'ai déjà fait une allusion brève à cette question en citant Luc de Heusch et son étude structurale des mythes et des rites bantous. Plus loin, dans les chapitres 3 et 6 de cet ouvrage, nous examinerons en détail les traditions guérisseuses du Maghreb et la divination dans le golfe du Bénin. Nous commencerons par aller au Sénégal.

Un voyage initiatique [33]

L'autorité coloniale française avait parsemé ses possessions africaines de lazarets, pour y placer les malades contagieux en cas d'épidémies (au Sénégal, la fièvre jaune faisait autrefois des ravages) ou en cas d'endémies (la maladie du sommeil, la lèpre..). Plusieurs d'entre eux se sont transformés peu à peu en hôpitaux modernes, mais d'autres sont restés en l'état. Dakar, qui devenait une grande ville puis une capitale, eut droit à tout l'effort nécessaire pour moderniser ses installations sanitaires. En revanche Saint-Louis, l'ancienne capitale de l'AOF réduite au rang de chef-lieu de région, devait se contenter d'un hôpital construit à l'époque de Napoléon Ier, sans aucun doute remarquable à l'époque, mais gravement déficient de nos jours. Dans le village Lebou de Fann, qui est actuellement une banlieue aérée de Dakar, on construisit un hôpital spécialisé pour les maladies contagieuses et la neurologie. C'est dans ce cadre qu'Henri Collomb fonda en 1958 un des premiers services de

[33] SCHURMANS D., *Le diable et le bon sens. Psychiatrie anthropologique de l'Afrique Noire à l'Europe*, Paris, L'Harmattan, 1994.

psychiatrie d'Afrique Noire, et l'un des plus réputés. Il regroupa autour de lui une équipe multidisciplinaire, où les médecins écoutaient le point de vue des psychologues, des sociologues, des anthropologues, et se formaient à leur contact. L'enseignement de la psychiatrie, par ce moyen, avait quelque chose d'unique : les élèves, qui venaient de toute l'Afrique francophone, en gardèrent la marque et la transmirent là où ils allaient. L'école attirait aussi beaucoup d'Européens. La revue « Psychopathologie Africaine » fut fondée par Henri Collomb en 1965 comme organe de la Société de Psychopathologie et d'Hygiène mentale de Dakar. Elle publia dès son premier numéro des articles restés classiques.

Par rapport aux idées de son temps, Henri Collomb faisait tout à l'envers : au lieu de remplacer les paillotes par des bâtiments de ciment, il construisit des paillotes pour que les malades puissent vivre, autant que possible, à leur manière, et surtout il y invita les familles, pour qu'elles accompagnent dans son aventure le parent hospitalisé. Il s'inspira des traditions africaines pour créer un lieu de parole, le *pinc*. Lors du pinc [34], le patient, ses familiers, l'infirmier, le médecin, tous avaient un droit illimité à la parole, mais la parole y était encadrée par de strictes règles de bienséance. Comme partout au Sénégal, on faisait griller des arachides qu'on grignotait en conversant. Au lieu de lutter contre l'influence des guérisseurs, il les invita, eux aussi, comme des collègues et des collaborateurs. Prendre au sérieux leur discours, étudier leurs pratiques avec respect, c'était à l'époque une chose très nouvelle. Mais elle était facilitée par une réflexion que faisaient les Sénégalais de toutes les conditions, et que tous les psychiatres européens ont pu entendre : « Vous savez calmer la folie, mais vous ne savez pas la guérir. Quand ils n'échouent pas, les marabouts, eux, guérissent définitivement ». Etait-ce vrai ? Et si c'était vrai, comment était-ce possible ?

---

[34] Le mot wolof pinc se prononce à peu près pinntch.

Collomb avait derrière lui un long passé de bourlingueur. Médecin militaire, il avait été à Djibouti, en Indochine. En Ethiopie, dit-on, il avait été le médecin particulier de l'Empereur Haile Selassie. Il pilotait son propre avion, et s'en servait pour visiter, dans les plus petits villages, les guérisseurs dont on lui avait vanté la compétence. Parfois aussi pour rentrer en Europe, et non sans risques… Mais des risques, il en courait d'autres : ses relations avec les guérisseurs n'étaient pas exemptes d'ambiguïté. Qui domine l'autre ? En tant que psychiatre européen, professeur à la Faculté de Médecine et de Pharmacie de Dakar, arrivant du ciel avec son avion de légende, il ne pouvait pas éviter de porter ombrage, même sans le vouloir, à des gens qui ne souhaitaient pas sa présence, à des gens dont toute la carrière était fondée sur la construction d'une image forte, à laquelle il était dangereux de toucher. La sagesse populaire répandait d'ailleurs un proverbe nouveau : « Les marabouts qui vont voir des malades à Fann, bientôt perdent leur pouvoir. Parfois ils deviennent malades eux-mêmes ». Quand Henri Collomb mourut à Nice, en 1979, peu de temps après avoir résilié ses fonctions dakaroises, la rumeur courut au Sénégal, et ailleurs en Afrique, qu'il avait dû outrepasser certaines limites, au-delà du supportable…

En 1969, il était encore le grand patron. Son successeur désigné, le professeur agrégé Moussa Diop, venait de mourir. Il y avait une ambiance de deuil bien perceptible, d'autant que Moussa Diop s'était fait transporter à Fann, dans son service, pour y passer ses derniers moments. Il y avait aussi une ébullition intellectuelle permanente : chacun des jeunes assistants, sénégalais, camerounais, dahoméens, européens, cherchait à rivaliser avec ses aînés, à découvrir des choses nouvelles, à publier une œuvre. Je n'ai jamais fait vraiment partie de cette équipe, puisque j'étais arrivé au Sénégal comme coopérant, en charge du lazaret de Saint-Louis dont il faudra parler bientôt. Mais le fait de ne pas être un élève au sens propre, ou un subordonné du grand maître, m'a permis d'établir avec lui une relation plus facile, et ses bureaux m'étaient ouverts. Les recherches de Fann me sont vite devenues familières, surtout celles d'András Zempleni dont j'ai pu compulser la thèse, ailleurs introuvable [35].

La Belgique avait un accord de coopération avec le Sénégal, mais il ne serait venu à l'idée de personne d'y envoyer un psychiatre. Si par contre le Sénégal lui-même en faisait la demande, pourquoi pas ? C'est Henri Collomb, à qui j'avais écrit, qui persuada le Ministre sénégalais de la Santé, un de ses anciens élèves, de le faire. La décision m'envoya cependant à Saint-Louis, à 260 km de Dakar et de l'école de Fann. Indiscutablement, Saint-Louis est une très jolie ville, un morceau de XVIIIème siècle colonial presque intact, aux vieilles rues ensablées parcourues de fiacres, serrées sur l'île de NDar qui, du temps de Louis XIV déjà, fut une possession française, la première en Afrique. Deux ponts y donnent accès : l'un majestueux, œuvre de Gustave Eiffel, le relie à la rive gauche du fleuve et à ses banlieues, éparpillées parmi les marécages d'eau saumâtre, refuges de milliers d'oiseaux migrateurs. L'autre, plus modeste, conduit à deux quartiers populaires serrés entre le fleuve et la mer, et rongés par l'érosion. Là, sur une longueur de plusieurs dizaines de kilomètres, variant d'une année à l'autre, s'étire la Langue de Barbarie, un mince cordon dunaire aujourd'hui semé d'hôtels de tourisme et de campings. A l'époque il n'y avait rien, sauf le village des pêcheurs de Guet NDar, leur cimetière, et puis quelques bâtiments abandonnés ou réoccupés qui témoignaient de la grande époque de l'Aéropostale: l'hydrobase, construite dans la Crique aux Français, avait vu amerrir et décoller les hydravions de Mermoz, Guillaumet, Saint-Exupéry. Juste à côté, il y avait le lazaret. A part cela, et jusqu'à la lointaine, incertaine embouchure du fleuve, il n'y avait qu'une piste, des filaos, des moustiques et des varans. Quelques moutons et quelques chèvres, parfois : le troupeau d'un berger peul qui allait et venait dans ces solitudes.

---

[35]ZEMPLENI A., *L'interprétation et la thérapie traditionnelle du désordre mental chez les Wolof et les Lebou du Sénégal*, Th. IIIème cycle, Paris, Sorbonne, 1968.

Le lazaret était une construction de l'armée, sans doute sur le modèle d'un de ces fortins parsemés dans le désert : un carré de béton, aux murs hostilement aveugles, autour d'une cour de sable plantée, pour faire un peu d'ombre, de quelques palmiers rôniers. Un grand vantail de fer, toujours fermé, dans lequel on avait aménagé une porte de taille modeste, suffisante pour entrer et pour sortir après avoir montré patte blanche. Le bureau de l'Infirmier Major, à gauche après l'entrée, lui permettait de bien la surveiller. Juste derrière, il y avait un bureau médical abandonné, contenant des dossiers que seuls lisaient quelques centaines de cafards. Les trois autres côtés de la cour étaient occupés par les dortoirs et les chambres d'isolement. Environ quatre-vingt personnes vivaient là, les unes enfermées, les autres en liberté surveillée, hommes et femmes dans la plus grande promiscuité. Il m'a fallu longtemps pour comprendre l'origine des plaies blanchâtres de leurs jambes, et que chacune des taches noirâtres sur les murs, que je prenais pour de la poussière, était en réalité une punaise qui, la nuit, venait leur sucer le sang. Moins longtemps pour savoir que l'odeur entêtante qui régnait dans les chambrées était due à des latrines dont le système d'évacuation n'avait jamais fonctionné. Encore moins longtemps pour voir ces gens s'alimenter dans de grandes marmites remplies de riz blanc, mélangé de déchets de poisson probablement soustraits aux rebuts de l'hôpital, puisque les marmites en provenaient. Je me trouvais dans un de ces lieux d'oubli, faits pour qu'on ne parle jamais, ni de ce qui s'y passe, ni des gens qu'on y met.

Pouvait-on faire de la bonne psychiatrie dans un endroit pareil ? Certes non. Mais ces gens méritaient qu'on fasse quelque chose pour eux. Ces gens ? Les patients, mais aussi les deux soignants, en particulier l'Infirmier Major, Monsieur Bâ Samba: c'est sur ses épaules que la responsabilité du service avait pesé durant des années, puisque aucun médecin ne venait jamais jusque-là. C'était un homme bon, et un homme de devoir. J'ai commencé par lui dire d'ouvrir les portes des cabanons, de faire sortir tout le monde à l'air libre. Ce fut le moment de vérité. L'Infirmier Major avait le sens de la hiérarchie et m'a obéi. Le miracle est que tous ces « fous » soient sortis de leur isolement sans incident, dans la plus grande dignité, les uns vêtus, les autres nus, et qu'on ait pu dès lors se mettre à parler tous ensemble, d'abord une fois par semaine, puis tous les jours, sur le modèle du « pinc » de Fann. Beaucoup d'entre eux étaient mutiques, pourtant. Ils semblaient rêver, avec aux lèvres le sourire d'un pharaon ou la moue boudeuse d'une statue olmèque. Les autres parlaient beaucoup. Certains montraient des connaissances approfondies en politique ou en économie, et ne demandaient qu'à refaire le monde. Dans l'ensemble, ils avaient beaucoup de bon sens. La réunion matinale devint bientôt, surtout quand les médicaments se firent rares jusqu'à la disette complète, le principal moyen thérapeutique, en créant du lien entre des gens qui avaient été complètement abandonnés, et que personne ne prenait plus la peine d'écouter. A côté de cela, on se mit à cultiver des parcelles de légumes, à faire du sport. Une « association de soutien aux malades mentaux de la Région du Fleuve » fut créée, qui organisa des repas plantureux, distribua des vêtements de seconde main aux plus démunis et finança l'assainissement des murs intérieurs par un chaulage général.

Un beau résultat ? Si l'on veut, mais avec tout cela le lazaret restait un lieu de relégation et de misère. Pourtant, ce n'était pas vraiment un service de chroniques : il y avait des entrées et des sorties, certains patients étaient conduits par leur famille, restaient quelques semaines et repartaient guéris. C'était très surprenant pour moi, de voir la capacité de guérison des psychotiques africains, la qualité des rémissions après un épisode délirant. Des gens venaient à la consultation et repartaient avec une ordonnance, en confiance. L'Infirmier Major me servait d'interprète. A travers quelques-unes des rencontres faites au lazaret, je vais essayer de donner une idée de ce qu'elles m'ont appris : des choses qui vont bien au-delà de l'anecdote, au-delà du particularisme culturel, et qui ont changé à jamais ma façon de penser.

La réunion était pour moi une occasion extraordinaire de connaître les opinions de mes patients dans tous les domaines, et notamment de m'initier à leurs représentations. La rencontre d'Idrissa, par exemple: c'était un homme issu d'une grande famille du Fouta Toro, la vallée du fleuve Sénégal. Dans sa misère, il gardait la dignité d'un patriarche. Il avait une théorie sur tout, et toute parole de sa bouche était une vérité absolue. Sa rigidité mentale était sans faille, et son analyse régulièrement à côté de la réalité. Pour moi, la paranoïa ne faisait aucun doute. Par exemple, il appréciait les cures vitaminées (c'était un temps où j'avais encore quelques médicaments à distribuer) parce que c'étaient des médicaments efficaces. La preuve: leur nom, qui se décomposait en *vite* et *Amîn*: que la Volonté de Dieu s'accomplisse tout de suite!... C'est un procédé d'analyse fort courant chez les schizophrènes, qui ne font aucune différence entre le langage et la réalité, ni entre le symbole et la chose symbolisée. Mais Idrissa était un homme intelligent, instruit, qui adorait me parler de l'Islam, et qui malgré sa folie conservait auprès des autres, notamment auprès de l'Infirmier Major, un certain prestige religieux. Il était obsédé par la pureté rituelle. On sait l'importance, dans le culte musulman, de la propreté physique comme voie d'accès à Dieu. On ne prie pas sans avoir fait ses ablutions. Après une relation sexuelle, ou une simple pollution nocturne, on se baigne complètement avant de pouvoir prier. C'est parfaitement orthodoxe. Dans les conditions de vie du lazaret, il était pourtant très difficile de satisfaire à cette exigence ; on peut donc comprendre qu'un homme pieux ait dû réfléchir à la question. D'autre part, les usages bédouins veulent qu'un homme qui voyage dans le désert puisse remplacer les ablutions d'eau par des ablutions de sable. Dans la tradition musulmane, il existe donc des moyens de symboliser l'opération de purification physique, dans des circonstances particulières. Rien de tel pour Idrissa. Un jour, il me dit: « Il y a ici beaucoup de sorciers. La saleté qu'ils transmettent, c'est par les pets ». Je n'avais jamais entendu, ni lu, une chose pareille. Les sorciers, en Afrique, sont des gens qui par avidité, par « gourmandise », s'approprient la force vitale d'autrui et la « mangent », raison pour laquelle on les appelle aussi « anthropophages ». Ils forment des sociétés secrètes et s'échangent leurs proies. Ils se rendent maîtres de leur victime par différents procédés, surtout en lui faisant manger sans qu'elle s'en rende compte une mauvaise nourriture, dite « viande de nuit ». La relation avec l'oralité est évidente. D'où venait donc l'idée d'une contamination anale?

La culture doit être, en principe, capable de répondre à toutes les questions que l'être humain se pose sur sa condition. C'est son rôle. Sauf que c'est une chose impossible. Il y a toujours, dans un tel système, des failles bien cachées. Il y a aussi des situations nouvelles, qui ne se laissent pas expliciter par la tradition. Idrissa fait partie de ces rares créateurs de culture qui, devant une situation imprévue, osent modifier les données et en inventer de nouvelles. En écrivant cela, je ne juge nullement de la qualité de ses inventions. Ce que je veux dire, c'est qu'un inventeur de ce type risque d'être pris pour un fou même quand il ne l'est pas, et d'autre part, qu'il existe un danger réel de se construire un délire pour résoudre une contradiction culturelle, surtout quand on y est personnellement impliqué. A mon avis, c'était le cas d'Idrissa. Son obsession de la pureté doit avoir des racines individuelles, que je ne connais pas. Elle trouve un écho dans sa tradition religieuse. Elle lui permet d'aborder la question du mal, qu'il assimile à la saleté. Le modèle africain traditionnel du mal n'est autre que la sorcellerie, qui est elle-même assimilée à l'avidité « anthropophage ». L'invention d'Idrissa est une forme non traditionnelle de transmission de la sorcellerie, plus conforme à la représentation « abrahamique » du mal. Je vois dans cette histoire un enseignement, sous la forme d'une question: sans mettre en doute la psychose d'Idrissa, dont j'avais d'autres preuves, je ne pouvais pas fonder un diagnostic sur le caractère étrange, contraire au sens commun, de ses théories, puisque j'y voyais à l'œuvre une logique sociale. Sa solution au problème du mal n'avait-elle de la valeur que pour lui? Où se trouvait finalement le critère décisif? Nous ne ferons ici que poser la question, puisque le voyage ne fait que commencer.

La seconde étape du voyage est la rencontre avec un jeune Bambara de dix-huit ans, que je vois en consultation. Il est détenu dans la prison de Saint-Louis, et c'est le régisseur de la prison lui-même qui me l'amène, conscient de ce que ce petit délinquant est un malade qui doit être soigné, plutôt que puni. Les Bambaras sont une ethnie de la famille mandingue, dont le territoire se trouve dans l'actuel Mali (Ségou). Il se fait qu'une importante colonie bambara s'est établie dans les environs de Saint-Louis, sans doute appelée par le colonisateur. Le régisseur est Wolof. Il m'explique que le jeune homme fait des crises, et me les décrit d'une façon parfaitement compatible avec des crises d'épilepsie de type Grand Mal. Quelque chose cependant me fait deviner que pour le régisseur, ces crises ne sont pas tout à fait naturelles. Je les fais parler tous les deux. Tout à coup je me rends compte que le régisseur a peur. Le jeune homme vient de prononcer, en rapport avec ses crises, un mot que je ne connais pas : *Komo*. « Ce sont mes Komo »… qui me font avoir ces crises. Il est bien incapable d'en expliquer davantage. Le régisseur, mal à l'aise, y va de son commentaire : « Les Bambara, ils ont des Komo. Ce sont des fétiches, auxquels ils croient tout à fait… Moi je n'y crois pas, mais sincèrement, quand ils sortent dans la rue, je ne voudrais pas être là ». Je n'y vois pas fort clair, mais j'essaie de deviner : forces surnaturelles, capables de causer des crises; objets de culte ou masques, qui de temps à autre « sortent » et font peur aux non initiés; enfin, société secrète qu'on soupçonne d'être dangereuse – à l'instar des sociétés de sorciers ? À l'époque, nous habitions juste à côté du quartier bambara, et de temps en temps nous entendions battre des tambours dont nous ignorions la signification et l'importance. Mais à la bibliothèque de l'IFAN, bâtiment vénérable enfoui dans la végétation luxuriante de la Pointe Sud, j'ai trouvé une étude ancienne sur *la* Komo : une des nombreuses sociétés initiatiques bambara, dont le rôle est d'enseigner progressivement le savoir, et aussi de protéger les gens contre la sorcellerie…

La première leçon est celle-là : une société qui protège ses initiés, et le peuple bambara tout entier, contre la sorcellerie, peut être considérée par les membres d'une autre ethnie comme une association de sorciers. C'est un premier exemple (il y en aura d'autres) de l'ambivalence des représentations. La sorcellerie, représentation majeure du mal, se présente au Sénégal comme un trait caractéristique de *l'autre*, par opposition à *soi*. Bien sûr, cet autre peut se rencontrer partout, dans la rue, au marché… et on ne le distingue pas des gens normaux. Mais cette présentation n'est pas vraie, elle ne peut pas l'être : le mal existe aussi parmi nos proches et en nous-mêmes. Dans les sociétés peu islamisées, cette opposition polaire entre le bien et le mal me semble moins marquée, voire inexistante. Au Sénégal, et sans doute dans les autres pays musulmans, les gens aiment se situer du côté de Dieu. Le mal est chez les autres… Mais si, même au Sénégal, le sorcier peut être un voisin, ce sera volontiers le membre d'une ethnie différente, surtout si cette ethnie maintient fermement ses traditions animistes. La question que je me pose alors, c'est : que font les gens du mal qu'ils sentent exister tout au fond d'eux-mêmes ? Parviennent-ils à le projeter entièrement sur les autres (comme font, notamment, les paranoïaques) ? Ou leur en reste-t-il un peu à l'intérieur ? En d'autres termes, peut-on *se sentir sorcier* ?

La seconde leçon concerne la dynamique des troubles. J'ai admis (sans confirmation EEG…) que le garçon était épileptique. Je l'ai soigné comme tel. J'accepte la pathogenèse de l'épilepsie, telle que la neurologie occidentale nous l'enseigne. Pour autant, que signifie pour ce patient le fait de souffrir de crises qui lui paraissent causées par Komo ? En d'autres termes, par un problème au niveau de son initiation, car l'initiation peut causer des problèmes : elle entraîne des obligations, qu'il n'est pas toujours facile de satisfaire. D'un côté, les crises possèdent une signification qu'elles n'auraient pas pour un épileptique européen. Elles se produisent au sein d'un contexte anxieux particulier : qu'ai-je oublié de faire, quels rituels ai-je négligés, quelle faute ai-je commise ? Leur existence modifie la position du malade au sein de sa classe d'âge, c'est-à-dire des initiés du même niveau que lui, dont il est solidaire. Enfin, peut-être sont-elles susceptibles de trouver une issue rituelle, si la carence est identifiée et dûment réparée. Pour ne pas heurter le rationalisme de mes lecteurs, je rappelle que certains types de crises comitiales sont clairement sous la dépendance de facteurs émotionnels, et qu'en tout état de cause des améliorations spontanées se produisent assez fréquemment.

La troisième étape du voyage est la rencontre d'une jeune femme que j'appellerai Seynabou, mariée de fraîche date, sans enfants, qui vient consulter pour des difficultés conjugales. C'est ce qu'on pourrait dire en simplifiant à l'extrême, car le cas est complexe. Seynabou n'accepte pas les relations sexuelles que son mari lui propose, et elle s'en veut. Elle ne sait pas ce qui lui prend. On imagine bien ce qu'un psychiatre européen peut avoir comme première hypothèse devant un cas semblable : a-t-elle connu son mari avant le mariage, l'a-t-elle désiré, a-t-elle été déçue ? Est-elle la seule épouse? Dans un temps second, on envisagerait les conflits névrotiques, en particulier en présence d'une personnalité hystérique. Mais Seynabou va m'entraîner dans une tout autre direction. Elle me raconte ses rêves, qui sont nombreux et pleins de détails. En premier lieu, elle voit des personnages à forme humaine, les uns noirs, les autres « rouges », et aussi, plus rarement, blancs, qui lui font des reproches. Pour elle, c'est clair : ce sont des Rab (mot wolof désignant les esprits tutélaires). Parmi ces Rab, elle reconnaît formellement ceux qui sont particulièrement liés à sa famille, et font l'objet d'un culte domestique. Mais ces Rab-là aussi sont fâchés sur elle. Ils lui reprochent évidemment ce qu'elle se reproche elle-même, de ne pas être une bonne épouse pour son mari. Dans un des rêves, ils lui mettent dans le corps, en présence de gens qui mangent, une chose qui ressemble à une sorte de mollusque. C'est une chose mauvaise, elle le sait, qui lui est restée et restera dans le corps *« tant que le NGott* (une sorte de poisson carnassier) *ne sera pas acheté »*. Dans un autre rêve, c'est une femme-rab, blanche de peau, qui lui met un raccord de pompe dans la poitrine en disant :

« Je vais t'abîmer ». Enfin, elle rêve d'un festin sur la plage. De la viande cuit dans de grandes marmites. Mais il y a quelque chose d'étrange : on fait cuire la viande *avec la peau.*

Manifestement, ce ne sont pas des Rab ordinaires. Dans le cas du repas sur la plage, on est carrément dans un festin de sorciers. Seuls des sorciers feraient cuire la viande avec la peau… Deux représentations se combinent donc : celle des Rab, des esprits en principe protecteurs que l'on peut toutefois rendre hostiles, si l'on ne s'acquitte pas du culte qu'on leur doit et du respect dû aux ancêtres, aux traditions ; et celles des sorciers, qui sont des êtres humains, comme je l'ai déjà dit. Mais si ce sont des êtres humains, il se peut aussi que ce soient des morts… Une chose peut rapprocher les deux représentations, c'est que les ancêtres morts soient des sorciers. Ceci impliquerait que Seynabou elle-même, en tant que descendante d'une ou de plusieurs lignées de sorciers, soit elle-même une sorcière. Et cette hypothèse cadre bien avec le fait qu'elle se sente mauvaise.

En sa présence, j'ai un entretien avec sa mère, qui me donne un élément supplémentaire de grande importance. *« Quand elle était bébé, on a dit qu'elle était une nit ku bon ». Nit ku bon* signifie [36], en wolof, mauvaise personne (littéralement : « personne-qui-mauvaise »). On donne ce nom, « par antiphrase », à des enfants dont on a peur qu'ils ne meurent prématurément. Les enfants sont traditionnellement considérés comme des réincarnations d'ancêtres. Il arrive que l'ancêtre réincarné ne soit pas satisfait de la situation dans laquelle il trouve ses descendants, et décide de retourner dans le monde des morts. L'enfant qui incarne une âme d'ancêtre insatisfait possède de gros yeux globuleux avec lesquels il contemple le monde sans y trouver de joie, il a la santé fragile et en principe, il meurt rapidement. Si d'aventure il survit, si on arrive à le décider à vivre, il peut devenir quelqu'un de

[36]ZEMPLENI A. et RABAIN J., L'enfant nit-ku-bon. Un tableau psychopathologique traditionnel chez les Wolof et les Lebou, in Psychopathologie Africaine, I, 3, 329-441.

remarquable. Le *nit ku bon*, mauvaise personne, n'est donc pas réellement mauvais. Mais le nom conserve sa signification, sa valeur sémantique, quel que soit l'usage qu'on en fait. D'autre part, la présence d'un *nit ku bon* dans une famille pourrait être en rapport avec un désir de mort, dont l'enfant pourrait être l'incarnation et le bouc émissaire (cf. chapitre 1).

J'en retiens que les représentations (Rab, sorciers, nit ku bon) peuvent curieusement se combiner, alors même qu'elles semblent inconciliables. C'est d'ailleurs ce que l'examen des pratiques du guérisseur Ibrahima Tabane va nous confirmer. J'en retiens aussi que contrairement au discours de la plupart des informateurs culturels, la projection du mal sur autrui ne fonctionne pas toujours parfaitement, et qu'il est possible, en Afrique, de se sentir sorcier. D'autres histoires de patients nous le confirmeront, nous en parlerons plus loin. Mais l'histoire de Seynabou est aussi particulièrement instructive, car elle nous montre comment les représentations et croyances sont utilisées par les patients eux-mêmes, pour exprimer leurs conflits intérieurs. Les représentations sont les éléments syntaxiques d'un discours que le patient tient sur lui-même, et qu'il incombe au guérisseur (au psychiatre, au psychologue) de déchiffrer. Les conflits pathogènes peuvent bien être universels, et susceptibles d'être lus comme ils le seraient en Europe ou en Amérique, il n'est pas sûr, pour autant, que les solutions thérapeutiques les plus efficaces soient les mêmes. C'est un point que nous devrons encore examiner. Et le fait que le patient construise ses symptômes comme on construit un discours, avec des éléments empruntés à sa culture, ne peut pas être sans incidence sur la clinique.

La quatrième étape nous ramène dans la cour du lazaret (une cour de sable jaune, car nous sommes sur une dune à peine stabilisée) et parmi nos malades les plus chroniques. J'ai très vite noté qu'une proportion impressionnante d'entre eux mangeait fréquemment et volontiers de la terre, donc du sable, évidemment mélangé de saletés de toute nature, et vraisemblablement de parasites et d'autres germes pathogènes. J'en ai parlé avec eux, pour les en dissuader. Ce qu'ils me répondaient, invariablement, c'est qu'ils aimaient trop cela pour s'en passer. L'un d'eux ajoutait même : « C'est comme du sucre ! ». Renseignements pris, la géophagie est un phénomène universel : loin d'être rare chez les enfants, il est peu fréquent chez les adultes, sauf chez certains malades mentaux. Mais de nombreux travaux font état d'une fréquence particulière en Afrique [37]. Mon but n'est nullement de faire l'épidémiologie de ce phénomène. Je cite simplement pour signaler que je n'ai pas été victime d'une illusion d'optique, qui m'aurait poussé à donner une signification théorique à un fait de pur hasard. J'ai été assez intéressé par ce phénomène pour en parler à mes collègues de Dakar, à l'Infirmier Major, à d'autres personnes. Tous ont confirmé que la géophagie était un symptôme fréquent parmi les malades mentaux, au Sénégal. On peut faire, et on l'a fait, des hypothèses diététiques : malgré le risque que cette pratique comporte pour la santé, certaines personnes seraient portées à consommer de la terre parce qu'il s'y trouverait des minéraux utiles, voire indispensables. C'est possible. Je suis le premier à croire que les patients du lazaret étaient gravement carencés. Mais c'est autre chose qui a retenu mon attention : c'est le contraste extrême entre le discours des patients géophages et celui de leurs proches et de l'ensemble de la société sénégalaise, au sujet de cette pratique alimentaire atypique.

Autant les géophages disent aimer la terre, autant les autres trouvent cela ignoble. Au Sénégal, les gens n'avaient pas de mots assez forts pour exprimer le dégoût que cette habitude leur inspirait, au point que j'ai commencé à me demander pourquoi. *Ni cet excès d'honneur, ni cette indignité*... ne me paraissaient mérités par quelque chose d'aussi ordinaire que la terre, qu'on la mange ou pas. Mais au-delà de cette addiction ou de cette répulsion, comment s'explique-t-on le fait ? Curieusement, on ne va pas trouver là des explications propres à la culture africaine.

---

[37] YOUNG Sera, *Craving Earth. Understanding Pica. The Urge to Eat Clay, Starch, Ice, and Chalk,* Columbia University Press, New York, 2011.

Au contraire, les explications données se réfèrent au plaisir que prend l'enfant à téter sa mère, et aux difficultés du sevrage, c'est-à-dire qu'elles sont très conformes à ce que pourrait en dire un psychanalyste européen [38]. On sait, notamment par les études de Jacqueline Rabain [39], que le sevrage (qui se fait au Sénégal plus tard qu'en Europe, vers 18 mois ou deux ans) est considéré généralement comme un moment difficile pour l'enfant, mais qu'on s'organise, en conséquence, pour qu'il se passe de façon douce et progressive. L'enfant qui doit renoncer au nourrissage par le lait maternel est pris en charge et materné par tout le groupe familial. Il n'empêche : le fait même que le sevrage soit l'objet de tant de soins, tout en restant considéré comme un danger pour l'enfant, est très significatif. Et tout aussi remarquable est le fait qu'il n'existe pas de croyances culturelles spécifiques à ce sujet, alors qu'il y en a pour tout le reste.

C'est Henri Collomb qui va éclairer cette question [40]. Il remarque d'abord que la géophagie chez l'enfant est une cause traditionnellement invoquée comme explication du kwashiorkor. Le kwashiorkor (enfant rouge, en langue ashanti) est reconnu par la médecine occidentale comme un état de malnutrition protéique chronique et grave, conduisant à la mort. Sa symptomatologie possède quelques traits de ressemblance avec la description traditionnelle de l'enfant nit ku bon, et en effet, beaucoup de cas de kwashiorkor sont encore considérés par les populations comme des cas de nit ku bon. Certains cliniciens considèrent d'ailleurs le kwashiorkor comme une *anorexie mentale de l'enfant*, ce qui cadre bien avec l'idée que l'enfant puisse avoir un rôle actif dans le processus qui le conduit à la mort, comme un nit ku bon qui préfére s'en aller, plutôt que de voir plus longtemps la vie telle qu'elle est. Pour beaucoup de spécialistes, l'état carentiel est causé par un sevrage brutal. Mais cela n'est pas en contradiction

[38] Note 10.
[39] RABAIN J., *L'enfant du lignage. Du sevrage à la classe d'âge chez les Wolof du Sénégal*, Paris, Payot, 1979.
[40]H. COLLOMB, 1977, op. Cit. Pour le confort de la lecture, ce paragraphe répète brièvement ce qui a été dit déjà au chapitre 1.

avec la thèse principale d'Henri Collomb, qui attribue le kwashiorkor à un *désir de mort*, sans destinataire particulier, planant en quelque sorte dans une famille en attendant que sa victime soit désignée, ou se désigne elle-même.

On voit dès lors la relation complexe entre le nit ku bon et le sorcier : l'un n'est pas l'autre, évidemment, mais le premier témoigne du désir de mort qui habite le second, et le second fait du premier sa victime tout en faisant peser sur lui le soupçon. C'est une relation à la fois spéculaire et antinomique. Mais il suffit pour Seynabou de se sentir mauvaise, quelle qu'en soit la raison, pour que la « personne mauvaise » qu'on lui a dit être devienne réellement mauvaise, à ses propres yeux, et pour que ses ancêtres et ses Rab le deviennent également.

Je pourrais donner encore beaucoup d'exemples de patients dont la rencontre a fait évoluer mes idées de psychiatre, en me faisant réfléchir sur les relations entre la culture et la pathogenèse. J'en citerai un, celui d'un homme que nous appellerons Massamb. L'intérêt du cas est ici de mettre en évidence l'influence pathogène spécifique de la colonisation. Cet homme se trouve au lazaret depuis quelques années. Il présente tous les signes d'une schizophrénie paranoïde, avec des traits catatoniques parfois marqués : il lui arrive d'être mutique ou agité durant plusieurs jours, il a une gestuelle particulière et des stéréotypies. Mais il est généralement capable de parler normalement. En dehors des crises, son délire se borne à quelques idées de grandeur: il est le fils du Père Tout-puissant (réminiscence scolaire chrétienne, chez un musulman!), et son Père ne lui demande qu'une chose: être Président de la République française. Rien que cela : son Père ne veut pas qu'il soit « sténo-dactylo à trente mille francs cfa par mois » comme son diplôme le lui aurait permis. Massamb est en effet devenu fou après la fin de ses études. Avant cela, il a connu une période de succès scolaires dont il est très fier. Il est allé à l'école française, il était bon élève et s'attendait à recevoir les fruits de ses efforts en décrochant une belle place de sténo-dactylo. Il était l'espoir de sa famille paysanne, et aussi, semble-t-il, il était très conformiste, comme doit l'être un bon colonisé. Un « blanc à peau noire », aurait dit Franz Fanon. Mais peu de temps avant d'obtenir un emploi, il a été victime de la première de ses crises récurrentes, qui font peur à tout le monde et l'ont fait interner. Ces crises se révèlent être des moments hallucinatoires très violents, très anxiogènes, où il se sent réellement morcelé. Il les appelle curieusement « crises afro-asiatiques », ou « crises de dents de sagesse », ou « crises de térébenthine ». Pour sa famille, le cas est clair: Massamb a été victime d'un mauvais sort, jeté par quelqu'un qui était jaloux de ses succès.

Nous trouvons ici une troisième représentation traditionnelle des causes de maladie: par jalousie, une personne quelconque (indemne de sorcellerie) peut « travailler » (*ligeey* en wolof) quelqu'un d'autre ou, plus souvent, le faire « travailler » par un magicien. C'est là une chose très répandue, et toujours liée au succès jugé excessif dont jouit la future victime, notamment en amour, ou dans les études. Rappelons que la société traditionnelle est structurée en classes d'âge, et qu'un des grands principes éthiques est d'être solidaire de ses frères ou de ses sœurs, de ne pas les dépasser. La société postcoloniale, outrageusement concurrentielle, multiplie les occasions de jalousie, et donc de mauvais sorts. Mais dans le cadre familial polygame, depuis toujours, les coépouses se jalousent et se « travaillent » l'une l'autre.

L'explication de la maladie de Massamb par un mauvais sort n'est toutefois pas tout à fait satisfaisante. La violence des crises, l'anxiété intense, le vécu de morcellement évoquent davantage l'agression sorcière. Quand Massamb parle de « crises de dents de sagesse », il va dans le même sens, car les sorciers sont réputés naître avec des dents. D'ailleurs, qui est le sorcier dans le cas présent ? Peut-être est-ce Massamb lui-même ? On comprend que la famille préfère la première explication, qui cadre avec l'histoire et ne met pas en cause son identité ni celle de ses ascendants. Il faudrait voir ce qu'en dirait un grand marabout…

Pour l'instant, contentons-nous de savourer l'expression « crises afro-asiatiques ». Nous savons que Massamb voulait vivre comme vivent les Blancs. Son projet semble s'être fracassé sur l'évidence de sa négritude, qu'il vit comme un désordre et comme une régression. Sous sa forme délirante, le projet se maintient quand même: il est le Président de la République française par la volonté du Père Eternel. Mais l'africanité se manifeste de temps à autre… Et la térébenthine, que vient-elle faire dans l'histoire ? Je n'en sais trop rien, mais *teere*, en wolof, signifie livre. S'agit-il des livres d'école ? Plus probablement à mon sens, des livres utilisés par les guérisseurs, supports des savoirs traditionnels, et souvent de savoirs prohibés…

A Saint-Louis, première ville française d'Afrique, ancienne capitale de l'AOF, un grand nombre de malades mentaux incluaient des éléments européens dans leur délire. On vient d'en voir un exemple. Un autre patient, d'origine soninké, se disait fils de Jean Gabin. J'ai toujours cru constater que la présence de ces éléments compliquait l'identification traditionnelle des troubles et rendait le pronostic plus sombre.

Nous avons rencontré trois des quatre grandes représentations traditionnelles : la sorcellerie, les Rab, et le mauvais sort (qu'on appelle aussi d'un terme franco-africain, le *maraboutage* ou d'un terme wolof, le *ligeey*). La quatrième, nous y consacrerons tout un chapitre : il s'agit des Jinns, ou Djiné. J'ai suggéré déjà que ces formes explicatives des maladies pouvaient se combiner entre elles, déterminant de ce fait un nombre beaucoup plus élevé de possibilités. Je montrerai bientôt qu'il s'agit d'un véritable système nosographique, qui n'a rien à envier au système européen en subtilité, et qui le dépasse en cohérence. Son défaut, sans doute, est d'être de type déductif, tout comme l'était la théorie hippocratique des humeurs, qui régna près de vingt siècles sur notre médecine. Mais réservons encore sur ce point notre jugement. Durant la première année de mon séjour à Saint-Louis, j'ai parfois entendu parler d'un marabout guérisseur très respecté, qui vivait à Sor, sur la terre ferme. La deuxième année, nous avions nous-mêmes déménagé de l'île de NDar pour le faubourg de Sor, et les informations sur Ibrahima Tabane sont devenues tellement insistantes que j'ai voulu le rencontrer.

La plupart des élèves d'Henri Collomb rêvaient d'établir un lien personnel avec un représentant des pratiques traditionnelles. Plusieurs guérisseurs avaient déjà été contactés, comme Daouda Seck à Dakar ou Ousmane NDombo Bâ [41], dans la vallée du Fleuve. Chacun d'eux apportait un éclairage particulier, montrant par là la richesse et la variété de cet héritage culturel : Daouda Seck était un maître du NDöp, une cérémonie de possession thérapeutique pratiquée en particulier chez les Lebou du Cap Vert ; Ousmane NDombo Bâ était surtout un *bilèdyo*, c'est-à-dire un chasseur de sorciers. Qu'allait nous apporter Tabane ? Je suis allé chez lui en compagnie de Samba Bâ, l'Infirmier Major, qui me servait souvent d'interprète, et qui était fort curieux lui aussi de le rencontrer. L'enjeu était de taille, pour lui : il s'agissait de représenter dignement la médecine officielle, sans disqualifier la médecine traditionnelle à laquelle il croyait plus que moi. Il s'agissait de maintenir sa position dominante, mais avec diplomatie. Heureusement, je l'ai dit, c'était un homme intelligent.

Tabane habitait avec sa mère, sa femme et le jeune fils qu'il avait eu d'un premier mariage, une grande maison de plain pied qu'il s'était fait construire avec l'argent de ses consultations. Dans cette maison, il hébergeait en outre plusieurs malades. Ceux qu'il traitait à ce moment-là pouvaient être agités. Ils étaient parfois accompagnés de membres de leur famille, qu'il fallait loger aussi pendant quelques jours. Et plusieurs malades poursuivaient leur séjour chez lui durant quelques mois, en convalescence, rendant service quand ils le pouvaient. Je ne l'ai jamais vu utiliser la

---

[41] de PRENEUF Ch., L'Homme qui fait pleurer les arbres (El Hadji Ousmane N'Dombo Ba, thérapeute et magicien), in Psychopathologie Africaine, V, 3, 395-459 (1969).

contrainte. C'était une vraie communauté, sur laquelle Tabane régnait avec la dignité attenante à sa fonction. Il était thérapeute, mais il était aussi marabout, c'est-à-dire une autorité religieuse. Il avait son oratoire, dans lequel il se retirait pour prier, pour lire le Coran, pour pratiquer aussi les rituels divinatoires, comme le *listikhar*. C'était un homme impressionnant par sa prestance, par la beauté d'un visage allongé, ferme et régulier, et surtout par sa voix, grave et expressive, dont il savait jouer merveilleusement. Contrairement à la plupart des Saint-louisiens, il ne parlait pas le français, il ne savait pas écrire nos lettres. Mais il parlait parfaitement le wolof et le hassanya, l'arabe mauritanien, et savait écrire ces deux langues en lettres arabes. Sa culture était celle d'un Sahara immémorial, celle des manuscrits de Tombouctou, celle d'une tradition orale transmise par les caravanes d'or, de sel et d'ambre entre le Maroc et la Guinée. Il était originaire de Mauritanie, maure noir, et ses ancêtres avaient été les conseillers des rois [42].

Quand nous arrivons, il fait la sieste à son balcon, sur son tapis de prière. Il nous reçoit dans son salon. Le sol est recouvert de tapis plain, et les murs décorés d'un tableau exotique : des cerfs dans une forêt. Samba Bâ mène la négociation avec doigté. Il sait flatter son interlocuteur, tout en conservant sa dignité. Assez vite, trop vite à mon gré, il lâche le mot de « collaboration » que j'aurais réservé pour la fin. Cette offre est toutefois bien accueillie. Tabane insiste seulement sur le fait qu'il n'a nul besoin de nous pour asseoir sa réputation. Il est quand même flatté de notre visite, et il le dit. Il s'étend sur son expérience de vingt ans, sur le caractère radical de ses succès. Cela doit faire partie de sa technique habituelle, mais cela correspond aussi à la différence principale entre les deux médecines. Tous les Sénégalais savent que les médicaments des blancs « calment, mais ne guérissent pas ». Je dis à Tabane que la plupart des cas que je soigne me rappellent des cas européens que je connais bien, mais que pour quelques-uns d'entre eux je serais heureux d'avoir son avis. S'il

[42] DORES M., Boroom xam-xam, op. cit.

le juge bon, j'accepterais de lui en confier le traitement. Il insiste sur ce point : s'il prend un patient en charge, il faudra que je lui laisse la conduite entière du traitement. Je pose alors la question délicate des honoraires. Les malades n'ont pas un sou. Que demandera-t-il aux familles ? Tabane répond qu'il le fera gratuitement, pour nous faire plaisir, pour contribuer à la réputation du lazaret. Il ajoute même : « on croira qu'ils ont été guéris par toi »… ce que je prends comme une plaisanterie. Il insiste sur son désintéressement habituel à l'égard des malades. Samba Bâ me dira pourtant qu'il prend de fortes sommes, de l'ordre de 50.000 cfa. On se met d'accord sur une procédure : il viendra au lazaret, choisira quelques malades, et nous avertirons la famille pour qu'elle convienne avec lui du prix de la cure. A la fin de l'entretien, il semble enthousiaste, et moi aussi : il faut dire que mon grand projet était de remplacer le lazaret par un village thérapeutique où de bons guérisseurs auraient eu toute leur place.

Mais ce projet soulève de difficiles questions. La principale n'est pas le danger de charlatanisme. Le Sénégal est encore, en 1970, un pays où les traditions sont fortes. La voix publique y distingue encore facilement les charlatans, qui sont nombreux bien sûr, des vrais praticiens traditionnels. La difficulté est d'éviter que le guérisseur ne perde son identité, son aura et son statut face à un médecin qui dispose de toute l'autorité d'une position officielle, alors que le guérisseur n'a que la force de son art et de sa personnalité : c'est énorme, mais cela peut s'effondrer. Plusieurs guérisseurs sont réputés avoir perdu leur puissance thérapeutique après avoir accepté d'entrer dans le jeu des médecins « toubab ». Je ne veux pas que cette mésaventure arrive à Tabane. Et cela commence : Samba Bâ qui pourtant, respecte, admire et redoute même le pouvoir de Tabane, me dit : « Au fond, il faudrait l'engager comme garçon de salle : il aurait un salaire fixe – il dit même *une solde*… ». Je réponds que je vois mal Tabane s'en contenter. Cet épisode situe très justement la position du guérisseur par rapport à l'appareil « médico-hospitalier ».

Tabane n'utilise jamais de médicaments occidentaux, même lorsque le malade crie toute la nuit. Cela dure parfois trois nuits, dit-il, mais la quatrième c'est fini. La collaboration entre les deux médecines lui paraît inutile, mais « pour toi, me dit-il, je l'accepterai peut-être ». A vrai dire, je n'avais pas à cette époque le moindre médicament, et donc sa proposition me gênait peu. Tabane commence à donner quelques indications sur les causes possibles des maladies. Il mentionne, sans insister, le maraboutage (*ligeey*). C'est de la petite bière, pour lui. Par contre, il s'occupe beaucoup des sorciers, des djiné, des seytané. Pas un mot au sujet des rab. Je vois par là que la tradition dont il se réclame est différente de celle d'un Daouda Seck. Tabane est un saharien, et un musulman de stricte obédience, tout au moins de premier abord… Le rab est un esprit auquel on rend un culte : c'est interdit par l'Islam. Il n'en parle pas. Mais la place que prend le rab chez les Wolof-Lebou est ici occupée entièrement par le djiné (jinn), esprit ubiquitaire et invisible. Le seytané (satan) est un diable, au sens strict du terme, soit un jinn qui s'est révolté contre Dieu. Il est dès lors singulièrement dangereux et malveillant. Nous verrons au chapitre suivant que ces diables entretiennent avec le monde des jinns des relations structurales. Pour l'instant, signalons que dans le langage des gens ordinaires, au Sénégal, les termes « sorcier » et « seytané » sont presque synonymes, malgré l'évidente différence qui existe entre un être humain et un esprit. Cela implique, bien sûr, une parenté au moins fonctionnelle entre les deux instances. Mais Tabane veut attirer mon attention sur un point précis : les sorciers et les seytané, les sorciers et les djiné, souvent, travaillent ensemble. Si l'on veut guérir le malade, il faut s'occuper des deux, et *dans le bon ordre*. « Tout cela, les Toubab [43] ne le connaissent pas ».

Le 13 avril 1970, Tabane effectue sa première visite au lazaret. Il est frappant de voir comme les patients se pressent autour de lui, en confiance. Un seul refuse de lui serrer la main. Le marabout s'adresse familièrement et cordialement à tout le monde, garde

[43] Les blancs.

longtemps la main du patient dans les siennes, le regarde avec attention. Les questions qu'il pose sont banales (comment vas-tu, d'où es-tu, depuis combien de temps es-tu ici ?). L'essentiel n'est pas là. « Il y a ici beaucoup de gens qui pourraient guérir », dit-il à Samba Bâ. Je trouve qu'il s'avance beaucoup… Il choisit alors sept malades, cinq hommes et deux femmes. Je note qu'il n'a pas choisi les cas manifestement les plus graves. Néanmoins, trois d'entre eux sont à mon sens, des cas très difficiles, par leur chronicité et par l'absence d'évolution. Un des malades choisis l'est à la demande expresse de sa famille, qui voulait depuis longtemps que Tabane s'en occupe, alors que lui-même s'y opposait jusque-là.

Je dresse alors le plan d'une étude de cas, qui comprendrait les cas choisis et comparerait systématiquement les conclusions de la clinique psychiatrique, de la clinique psychanalytique (sur un mode évidemment fort sommaire) et de la médecine traditionnelle représentée par Tabane. Cette étude a été publiée dans Psychopathologie Africaine [44]. Mes hypothèses de travail sont les suivantes :

1) On aboutit à une lecture cohérente du cas en donnant à chaque représentation traditionnelle utilisée une signification donnée.
2) On constate que la maladie a fourni un certain « travail », par lequel chaque interprétation, tout en gardant sa signification de base, se trouve adaptée à la problématique individuelle. De ce fait, elle subit une transformation, significative de la dynamique individuelle.
3) Lorsque chez un patient, les interprétations ainsi transformées s'éloignent beaucoup de la signification de base, du fait de la dynamique individuelle ou du fait de contamination diverses (je pense à l'européanisation), le résultat des thérapeutiques traditionnelles en est affecté.

---

[44]SCHURMANS D., Significations psychodynamiques et fonctions culturelles des représentations traditionnelles wolof des maladies mentales (avec BÂ S. et TABANE I.), Psychopathologie Africaine, VII, 1, 57-100 (1971).

Dans la mesure où je pense que ces hypothèses ont été validées, je considère qu'elles donnent la réponse à la question que je posais, au sujet du diagnostic de psychose en milieu africain :
l'étrangeté ou la bizarrerie d'une pensée, ni même la présence d'hallucinations, ne constituent pas un critère suffisant de psychose. Bien des choses qui paraissent bizarres à l'observateur européen sont normales, et ce qui nous est décrit comme une expérience hallucinatoire peut être vécu par une personne parfaitement équilibrée. Par contre, il faut être attentif au traitement que la « maladie » fait subir aux croyances culturellement partagées. Une transformation importante et irréductible signera l'élaboration délirante.

La signification donnée à chacune des interprétations traditionnelles est tirée des travaux notamment d'Edmond Ortigues, de Marie-Cécile Ortigues [45] et d'Andràs Zempleni [46]. Voici le résumé fort simpliste que je peux en donner ici, pour rendre la suite intelligible:
Les rab (dont Tabane parle peu, mais dont les patients parlent beaucoup…) sont des esprits liés aux lignées ancestrales, et transmis de génération en génération. Normalement protecteurs, ils peuvent rendre une personne malade lorsqu'elle leur a manqué de respect, directement ou indirectement. La fidélité aux ancêtres et aux traditions entre en ligne de compte. Il faut donc examiner chaque cas, pour déterminer si dans le comportement du malade, ou dans l'histoire familiale, un manque de respect ou de fidélité ne s'est pas produit. Les maladies dues aux rab sont en principe guérissables, chroniques, non mortelles. Elles comportent des symptômes lisibles, parce que symboliques, et les rêves sont souvent des rêves messagers. Dans certains cas, les rab apparaissent comme incubes ou succubes (l'expression qui les désigne en français local est celle de « fiancé(e)-rab). Ces cas sont fréquents. Ils ne font plus référence à l'alliance ancestrale. Ils se

[45] ORTIGUES E. & M.-C., *Œdipe Africain*, Paris, Plon, 1966.
[46] ZEMPLENI A., op. cit.

distinguent très peu des cas où le « fiancé » est un jinn : simple question de vocabulaire.
Le maraboutage (*ligeey*) est un mauvais sort jeté par une personne jalouse ou à sa demande, par l'intermédiaire d'une pratique et/ou d'objets médiateurs. Il se distingue par là du mauvais œil, qui agit sans intermédiaire. Le maraboutage, quant à lui, est clairement associé à la jalousie provenant d'égaux, de personnes situées au même niveau générationnel et hiérarchique que la victime. Celle-ci est souvent considérée comme responsable en partie de ce qui lui arrive, pour avoir voulu « dépasser ses frères/sœurs ». Les effets du maraboutage portent souvent sur la sexualité ou sur les capacités intellectuelles de la victime. Il faut donc examiner dans quelle mesure une personne s'est exposée, ou s'est sentie exposée, à la jalousie de ses pairs.
Par manque d'information à ce sujet, il m'est impossible de dire dans quelle mesure le mauvais œil est, au Sénégal, différent de l'agression sorcière. La sorcellerie-anthropophagie est une agression violente qui, en principe, entraîne la mort à court terme. Le sorcier (qu'on appelle *dömm* en wolof) « mange » la force vitale (*fit*, en wolof) de sa victime. Il s'agit aussi de jalousie, mais elle relève cette fois de la seule perversité du sorcier, qui dispose de plusieurs techniques pour se rendre maître du *fit* : la plus fréquente est d'introduire une mauvaise nourriture dans celle de sa victime : la *viande de nuit*. La consommation de cette viande oblige à rendre l'équivalent au sorcier, soit sous forme de sa propre vie, soit de celle d'autrui. Dans ce dernier cas, la victime se sauve en s'agrégeant au groupe des sorciers. Ceux-ci forment en effet une contre-société, nocturne et prédatrice. Mais la sorcellerie se transmet aussi par voie héréditaire et, c'est important, *par la mère* : les enfants d'une sorcière sont des sorciers, quel que soit leur sexe. Les enfants d'un sorcier, en principe, ne le sont pas. Ils sont seulement dotés de voyance, et capable de découvrir qui est sorcier (*ñookhor*, c'est-à-dire voyant, en wolof). Les traits caractéristiques d'une agression sorcière sont faciles à reconnaître : une anxiété particulière, ressentie dans le corps, une crainte vive de la mort, une évolution rapide.
Le djiné est, comme le rab, un esprit. Pour les musulmans, ils ont

été créés par Allah d'un feu très violent. Ils sont normalement invisibles, mais parfois prennent des formes visibles, dans les rêves ou dans la réalité. Ils sont organisés en familles. Il est certain que dans les croyances des Wolof, à l'époque préislamique, existait la croyance en de tels esprits. Chez les Serer, nettement moins islamisés, on leur a conservé leur nom propre : *pangol*. Chez les Wolof, le nom d'origine a apparemment disparu, remplacé par un mot arabe (*jinn*) adapté à la phonétique de la langue wolof. Les djiné vivent en brousse, dans les rivières, dans les étangs, dans la mer. Les baobabs et les termitières, tous les lieux qui ont quelque chose de particulier et de sauvage, sont leurs demeures de prédilection. Contrairement aux rab, les djiné ne sont pas liés à l'alliance humaine, ils n'interfèrent avec les hommes que quand ils sont dérangés. Ils provoquent alors des troubles d'apparition brusque et d'allure violente, notamment le *jommi* (sidération).

Comme on s'en doute, la multiplicité des troubles ne peut pas se réduire à ces quelques figures. Pour que ce système simple, dont la logique nous apparaîtra bientôt clairement, puisse fonctionner, il faut postuler une véritable combinatoire des représentations entre elles. C'est ce que nous allons bientôt voir.

Quand Tabane revient au lazaret, le temps a passé. L'accord des familles n'a pas toujours pu être trouvé. Il ne retrouve dès lors pas exactement tous les malades qu'il avait choisis. Mais il en verra quand même six, et fera un *listikhar* (séance nocturne de divination) pour quatre d'entre eux. En outre, je ferai avec lui un voyage mémorable dans la famille maternelle d'un autre malade parmi les six. Je donne ici trois exemples de sa façon de travailler.

1) Celui que nous appellerons Doudou est un toucouleur d'environ quarante ans, schizophrène plus ou moins stabilisé, en conflit avec ses parents, rejeté tant par son père trop sévère que par sa mère, décrite comme manquant perpétuellement à son rôle, et avec sa sœur qu'il considère comme une femme de mauvaise vie. Tabane prend sa main, la met à plat sur la sienne, la recouvre

de son autre main et semble la soupeser, ou peut-être en évaluer la température. Il le regarde dans les yeux, lui pose quelques questions brèves, puis très rapidement il dit : « ce malade est victime d'un sorcier, mais le sorcier a confié son secret, il y a très longtemps, à un djiné ». Il met alors la main sur la peau de Doudou, à plusieurs endroits : membre inférieur, poitrine, dos, puis dit que la première attaque a dû avoir lieu pendant la nuit. Il l'interroge à ce sujet : Doudou parle d'abord de quelque chose qui s'est passé durant la journée. Puis il se ravise, et dit qu'en effet cela a commencé la nuit… Le malade sort alors de la pièce. J'en profite pour mentionner une phrase qu'il a dite un jour : « *J'ai demandé à mes parents s'il était plus utile de manger de la viande de mouton ou de la viande humaine* »… Tabane répond qu'il peut fort bien être un sorcier lui-même : « Quand un jeune sorcier commence à faire le mal, des hommes de connaissance (*boroom xam xam*) peuvent le rendre fou pour l'empêcher de nuire. Certains sorciers peuvent commencer très jeunes, dès l'âge de trois ans. Pourtant, l'agresseur de Doudou est bien un sorcier, pas un *boroom xam xam.* Les sorciers peuvent se manger les uns les autres ». Je crains que la réputation d'être sorcier ne nuise à Doudou. J'en serais responsable. Mais rien ne filtrera. Je livre une tentative d'interprétation à laquelle je ne crois pas, disant que la phrase peut aussi exprimer la peur d'être mangé, et que Doudou m'avait frappé autrefois par ses troubles somatiques et par sa peur de la mort. Tabane ne répond rien. Je demande alors pourquoi il n'est pas mort encore, s'il est attaqué par un sorcier. « Certaines familles se protègent par un puissant gri-gri collectif, dit Tabane. Si le malade est pour le sorcier comme un morceau de viande, il le mange tout de suite. S'il est comme du piment, il ne peut le manger. Il peut alors le confier à un djiné, qui le garde pour lui. Si un jour le sorcier s'en désintéresse, il le garde pour lui-même. Il joue de lui, il s'amuse. Le marabout doit alors « moraliser » le djiné, pour qu'il rende le *fit* au sorcier. Alors il faut s'attaquer au sorcier lui-même ». L'ordre des opérations est important. Tabane dit que certains marabouts font tout à l'envers. Mais il faut s'attendre à une réactivation temporaire des symptômes. Par la suite, Doudou paraîtra impressionné par ce que Tabane a dit de lui. « Cela me rappelle des faits de mon enfance, dit-il. Une nuit, j'allais chercher du poisson, et j'ai vu quelque chose de rouge. J'ai eu peur. Une autre fois, de mon lit, la nuit, j'ai vu un singe qui criait. Peu à peu il a pris forme humaine ». Dans les deux souvenirs, mention est faite du manque d'aide reçue de sa mère, qui était là et qui s'est désintéressée de lui. Je note que la parole du guérisseur a mis en branle un processus de remémoration-élaboration, et que les souvenirs réapparus prennent sens dans l'après-coup. Lorsque Tabane fait un *listikhar*, quelques jours plus tard, au sujet de Doudou, il raconte qu'il l'a vu nu. C'est mauvais signe : c'est bien un sorcier. Mais il a bien été agressé par un autre sorcier plus fort, qui s'est allié à un djiné. Sa mère doit aussi être sorcière. En tant que sorcier, Doudou a perdu tout pouvoir. Mais si on le guérit, il faudra s'occuper de sa propre sorcellerie. Le processus thérapeutique est donc : d'abord, le djiné, puis le dömm agresseur, puis réduire le pouvoir de nuisance de Doudou.

2) De Massamb, que nous connaissons déjà, Tabane connaît une partie de l'histoire, à savoir qu'il a dû arrêter de travailler alors qu'il était sténo-dactylo. Est-ce pour cette raison, il déclare sans hésiter qu'il s'agit de maraboutage, non de sorciers, ni de rab. Il confirme et conforte donc ce que disent les parents. Il désigne même des responsables : ce sont les fils de la femme du père. Puis il nuance : ce maraboutage a permis aux djiné de faire, eux aussi, du tort au malade : « ils s'engouffrent dans la brêche ». C'est un maraboutage très ancien, qui s'est fait par la collaboration de plusieurs marabouts. Le cas est très difficile à guérir. Je mentionne, en présence de Massamb, ce que celui-ci raconte des Anthropophages lors de ses crises. Mais pour Tabane, le maraboutage a été fait pour « gâter » le malade et dès lors, ses propos n'ont pas de portée. Peu après, je note combien l'entrevue avec Tabane a pacifié Massamb : il a accepté l'interprétation de Tabane et la trouve rassurante. Tabane est extrêmement sensible, voit tout et intègre tous les messages, verbaux et non verbaux. Sa puissance de suggestion est considérable. Il ne peut certes pas faire en quelques secondes un diagnostic approfondi, même si l'on admet l'existence de messages infraverbaux auxquels il serait

réceptif. Mais le *listikhar* sert, précisément, à approfondir. Comme il ne peut décemment pas se contredire, il adopte un système très malléable, susceptible de se transformer sans qu'il y paraisse. Dans la mesure où il dispose d'informations, il en tient compte, mais il ne confirme pas toujours celles qu'on lui donne. L'important est évidemment le résultat de son intervention : il est sans doute utile, et parfois indispensable, de ne pas tout dire. Tabane propose une solution à laquelle il croit, et par la suite, il modèle sa proposition jusqu'à ce qu'elle corresponde au cas. Et de la même façon, en utilisant adroitement la suggestion, il modèle le cas jusqu'à ce qu'il corresponde au mieux à sa proposition. Après le *listikhar*, Tabane dit que Massamb a été « esquinté » par un grand marabout, qu'il peut être amélioré, mais pas guéri. Les djiné ont profité de ce travail est l'ont aggravé.

3) Voici un troisième et dernier exemple : c'est l'histoire de Bokar, un des géophages du lazaret. C'est un homme de trente-trois ans, considéré comme hébéphrène. Comme il provient d'une famille aristocratique, l'un de ses ancêtres ayant même été roi, tout le monde considère que son état est lié à ses rab familiaux. Il passe par des épisodes de régression massive, déclenchées par des situations d'affrontement, où il se conduit comme un bébé de quelques mois. En dehors de ces crises, il est calme, apragmatique et infantile. Il ne parle jamais de sa famille, ni de son passé. Il refuse toute insertion dans le temps et dans l'espace. Il vit pour manger de la terre. J'ai toutefois noté quelque chose d'important : il se sent mauvais par son appartenance à sa famille maternelle. Son père aussi était dur et hostile. Ses rab, dit-il, s'opposent à toute activité sociale de sa part. Autrefois, il les connaissait par leur nom, mais il a oublié leur identité. Il en parle toutefois assez facilement. A l'opposé, toute allusion aux sorciers provoque une réticence massive. Lors de ses crises régressives, on voit pourtant apparaître la crainte de dévorer et d'être dévoré. Pour une raison quelconque, le « système Rab », qui sert à se situer par rapport aux ancêtres, et le cas échéant à situer quelque part sur les axes de filiation les problèmes d'identité, échoue. La perte d'identité se déclenche, la régression traverse l'oralité, dégringole vers l'anobjectal. Le « système rab » se transforme : le rab protecteur

et noble devient un esprit cannibale. Mais même cela ne s'organise pas. Bokar est incapable de projeter le mal à l'extérieur. Il mange de la terre. Voilà ce que je peux dire, moi, tout en résumant très fort, du cas de Bokar. Nous nous rendons avec le Major dans le village dont la famille maternelle de Bokar est originaire, et où vit son grand-père. Quand Tabane le voit, il ne sait encore rien de son histoire. Se basant sur son aspect physique, il explique que Bokar est tourmenté par des rab *tyosaan*, ce qui veut dire en wolof, des rab héréditaires. Cela nous montre déjà, s'il en est besoin, que Tabane est capable de sortir quand il le faut de sa grille d'interprétation coranique. Il précise quand même que ce sont des rab musulmans, raison pour laquelle ils n'agitent pas le malade outre mesure… Mais le cas n'est pas sans danger : le marabout qui soignerait Bokar, dit-il, risquerait d'être tué par les rab ! Bokar est plein de sperme, dit-il encore, ça lui monte au cerveau. S'il avait une femme, les rab s'éloigneraient. Mais Bokar intervient alors : il a souvent, en rêve, des rapports avec une femme-rab. Tabane demande s'il en retire du plaisir, sans doute pour tester son hypothèse, mais Bokar dit que c'est le cas. Tabane explique alors que la femme-rab fait partie des rab *tyosaan*, que s'il se mariait, elle essayerait de le détourner de sa femme humaine, mais qu'elle finirait par se dégoûter et le laisserait tranquille. Le grand-père arrive alors et raconte, d'entrée de jeu, que le premier marabout consulté, qui avait soigné Bokar « à toute vapeur », aurait sans doute pu le guérir s'il n'était pas mort, vingt-deux jours après le début du traitement. Il accepte de donner quelques renseignements sur sa famille : avant lui, il y avait des rab bien sûr, mais il n'y avait pas de problèmes de rab. Lui-même n'a souffert de rien. Mais il a eu deux filles de mères différentes : l'une, la mère de Bokar, souffrait de troubles mentaux et a été « tuée par les rab ». L'autre est malade mentale aussi, elle vient de sortir de Fann avec du Tofranil. La mère de Bokar avait eu trois fils : l'un est mort, l'autre est hospitalisé depuis longtemps à Thiaroye (autre hôpital psychiatrique), le troisième est avec nous. Cette catastrophe familiale est impressionnante. Il se passe alors quelque chose d'étrange. Tabane dit que s'il y a un sorcier, il le voit tout de suite, au petit doigt. S'il y a maraboutage, il le voit à quelque chose sous les yeux et à la poitrine. Il se passe alors la main de haut en bas le long du sternum, en aspirant l'air avec un bruit de tirage. Il conclut en disant que cela ne concerne pas Bokar, qui est une histoire de rab « pure ». Que s'est-il passé ? On ne m'ôtera pas de l'idée que Tabane a senti un danger, et qu'il a voulu s'en prémunir. Il s'est protégé par une manœuvre gestuelle, tout en tenant un discours contraire à sa pensée. En même temps, par des allusions faussement générales, il disait ce qu'il pensait sans le dire, à l'usage de ceux qui savent comprendre. Personnellement, j'ai senti le danger aussi, à ma façon. Ce grand-père était redoutable.

Le système des représentations wolof et les axes d'identification [47]

En analysant la manière de travailler de Tabane, j'ai insisté sur la souplesse du système des représentations, et sur les combinaisons que le guérisseur pouvait faire entre elles afin de les adapter à la variété des situations cliniques. Je vais insister à présent sur l'inverse : ces représentations, qui se réduisent à quatre catégories principales, forment entre elles un système structural dont nous aurons à comprendre la rationalité et le mode de fonctionnement. Car à mon avis, c'est dans la rationalité du système, et dans sa relation avec le système de parenté, que réside principalement l'efficacité thérapeutique des guérisseurs qui s'en réclament.

Dans sa thèse de IIIème cycle, Andràs Zempleni a mis de l'ordre dans le fouillis des représentations. Il a décrit, à la manière d'un ethnographe, les croyances et les pratiques qui s'y rapportent, et il a été le premier à y voir les linéaments d'une structure logique. A la même époque, Edmond et Marie-Cécile Ortigues faisaient un travail complémentaire, en reliant dans le discours de nombreux patients l'usage des représentations avec la psychodynamique individuelle. Dans deux articles de Psychopathologie Africaine, et

[47] SCHURMANS D., Le problème de l'Œdipe en Afrique. Etude en milieu wolof, in Psychopathologie africaine, VIII, 3, 325-353 (1972).

surtout dans le deuxième, j'ai fait un pas de plus en mettant en relation le système des représentations avec le système de parenté. C'est cette approche que je vais résumer à présent.

Être une personne humaine, en Afrique, ne se conçoit pas en dehors du lien social. L'idée qu'un être humain se construit tout seul, dans la « rivalité structurante », fait partie des mythes fondateurs de la culture occidentale, mais ce n'est pas autre chose qu'un mythe. En Afrique, les mythes sont différents. Isolé, on n'est plus un être humain. Tout juste un sorcier, et encore, même les sorciers se regroupent entre eux. Mais le lien social est lui-même organisé. Il est concret. Chacun est défini d'abord par sa place dans la filiation, dans la chaîne générationnelle. L'importance de la lignée paternelle et de la lignée maternelle varie selon les ethnies, mais elle existe dans tous les cas. Au Sénégal, la prédominance de l'Islam favorise la lignée paternelle dans la plupart des ethnies. On trouve encore des traces d'une transmission matrilinéaire du nom et de l'héritage dans certaines ethnies ou dans certaines parties d'ethnies moins islamisées, ou non islamisées. Par ailleurs, les humains sont organisés en classes d'âge. Tous les membres d'une même classe d'âge sont supposés solidaires et égaux entre eux. Cette solidarité fait aussi partie des fondements de l'identité personnelle : c'est la dimension d'Alliance, renforcée du fait des règles matrimoniales qui définissent les « épousables » et les « non épousables » parmi les humains de sexe opposé et d'âge (plus ou moins) équivalent. Évidemment, l'alliance matrimoniale est censée engendrer des enfants, ce qui fait qu'Alliance et Filiation sont indéfiniment liées entre elles.

La première idée, c'est que les règles de parenté situent la place d'un individu dans la société. La deuxième, c'est que l'identité personnelle se construit dans et par le lien social, comme une intériorisation de la place qu'on occupe dans la société. La troisième, c'est que les troubles mentaux (quelle qu'en soit l'origine) sont toujours des troubles de l'identité personnelle. Cela se voit clairement dans les psychoses délirantes (délires de grandeur, de filiation, de négation etc...) mais aussi dans les névroses (troubles du désir conduisant à l'impossibilité de faire alliance, de devenir parent, troubles de l'image de soi qui empêchent de se situer de façon claire et paisible vis-à-vis d'autrui...). La quatrième, c'est que les représentations traditionnelles, dont nous avons parlé, sont des figurations symboliques du processus d'identification, et par conséquent des difficultés qui surviennent dans ce processus.

Je propose trois « axes d'identification » : la Filiation paternelle, la Filiation maternelle et l'Alliance. Ils existent chez tout être humain, et pas seulement en Afrique. Ce qui varie, c'est l'importance relative qu'ils jouent pour constituer l'identité personnelle d'un individu concret, vivant dans une famille et dans une société concrètes.

Chez les Wolof, la filiation est patrilinéaire, mais il existe des traces d'une organisation antérieure de la parenté, où la lignée maternelle avait plus d'importance qu'aujourd'hui. Les Rab sont des esprits alliés à une lignée, dont l'alliance se transmet au cours des générations. Chacun possède des rab paternels et des rab maternels. Ces derniers indiquent donc la persistance du lien matrilinéaire dans une société patriarcale. Les problèmes de fidélité à l'une ou à l'autre des deux lignées peuvent se traduire par ce qu'on nommera des « problèmes de rab ».

Sur l'axe d'Alliance, lorsque tout va bien, on ne trouve que solidarité, amitié, entraide. Les mariages se font entre un homme et une femme parmi les « épousables », sur le même axe d'Alliance, et cette alliance entraîne celle des familles. Elle se fonde sur des règles strictes : notamment, le futur mari doit payer une dot aux parents de sa fiancée. Beaucoup de difficultés naissent ainsi d'un payement incomplet de la dot, et d'autres naissent de la jalousie qui transforme les alliés en rivaux. La solidarité rêvée entre coépouses devient vite une lutte pour la primauté, car le mari n'est jamais assez juste (comme le Coran pourtant le lui demande). Tout cela se traduit par du maraboutage, qui signe les ratés de l'alliance.

La sorcellerie semble d'abord plus difficile à situer par rapport aux axes d'identification, parce que le sorcier est par définition en dehors de l'alliance, et qu'on le veut étranger à la filiation. Mais ce n'est qu'une apparence. Rappelons que la sorcellerie se transmet par filiation maternelle. De fait, dans une société patriarcale, un enfant fait partie de la famille de son père, et le plus souvent porte son nom. Le lien persistant à la famille maternelle peut faire problème, surtout si l'entente entre les deux familles n'est pas bonne, et surtout si la mère conserve une préférence pour sa famille d'origine, alors qu'elle est légalement passée dans le clan de son mari. Cela donne à la mère une position très ambivalente : d'un côté elle est valorisée parce qu'elle a donné des enfants à son mari, et à la famille de celui-ci ; de l'autre elle est toujours suspecte de ne pas jouer le jeu, d'être restée de l'autre côté. Et certaines mères sont accusées de vouloir garder leurs enfants pour elles-mêmes. Cette ambivalence est tellement difficile à maintenir que l'image de la mère, dans la culture, est clivée : d'un côté la bonne mère, la sainte, celle qui respecte les règles de la société patriarcale ; et de l'autre la mauvaise mère, la redoutable, celle qui se rebelle contre ces mêmes règles. La relation, bien identifiée par Edmond Ortigues, entre la sorcière et la mauvaise mère, provient de là. Mais il faut généraliser : le sorcier est souvent associé aussi à l'oncle maternel, dans la mesure où il représente un clan qui refuse de céder ses femmes. Et plus généralement encore, le sorcier est l'image de tous ceux qui privilégient leurs intérêts personnels au détriment du lien social. Il n'empêche, nous placerons la sorcellerie, transmise par les femmes, du côté de l'axe de filiation maternelle, tout en soulignant qu'il en représente imaginairement, et parfois réellement, le côté sombre et destructeur.

Parmi les grandes catégories de représentations, il reste le djiné, dont nous savons qu'il est étranger à la fois à l'alliance et à la filiation. C'est là précisément que se trouve sa place dans le système : il est hors cadre, et il représente ce qui est hors cadre. Les trois autres représentations, même celle du sorcier, concernent la société des hommes et des femmes, la famille, le village, le clan, et les règles (respectées ou transgressées) qui les régissent. Les sorciers, qui par définition combattent le lien social, sont censés se réunir dans la zone des décharges publiques, à la périphérie du village, toutefois encore en contiguïté avec lui. Le djiné, par contre, représente la brousse, l'espace vierge de présence humaine, la nature indomptée.

Et la géophagie ? J'avais noté l'absence d'interprétation traditionnelle pour ce phénomène, et cela m'avait intrigué. Mais dans un système, une case vide représente souvent la raison cachée, l'indicible autour duquel tout le système se met en place et s'organise, pour qu'il ne soit pas nécessaire d'en parler. Un consensus général, des géophages eux-mêmes à leurs contempteurs, des guérisseurs traditionnels aux psychanalystes, reconnaît le lien entre la terre et le lait maternel. La contradiction entre le discours des géophages et celui des gens « normaux » est de savoir si la terre est bonne ou mauvaise, honorable ou honteuse. Pour les géophages, évidemment, elle est bonne « comme du sucre ». Ils ne se posent pas la question de savoir s'il est honteux d'en manger, cette question n'a pas de sens pour eux. Les gens normaux ne se posent pas la question de savoir si la terre est bonne ou mauvaise au goût, cela n'a ni intérêt ni pertinence. Ce qui compte pour eux, c'est que le fait d'en manger est honteux. Pourquoi ? Ce qui est honteux pour un adulte, c'est de se comporter comme un bébé qui tète, en d'autres termes d'être resté collé à sa mère. Nous avons défini la « mauvaise mère » comme celle qui refuse de donner son enfant au clan paternel, et qui le garde pour elle (et pour sa famille). Il y a donc un lien évident entre la géophagie et la sorcellerie. Mais tout autant, il y a une différence fondamentale : la mère du géophage est, à ses yeux du moins, une bonne mère. Le discours du géophage contredit donc celui de la société patriarcale, il en prend l'exact contre-pied. Tout l'effort de la culture wolof visait à séparer la bonne mère de la mauvaise, d'obliger la mère à se comporter en bonne mère et d'exclure la mauvaise en en faisant une sorcière, ubiquitaire mais « hors-lignée ». Le géophage, par son comportement, ruine cet effort aussi clairement que s'il disait : « ma mère est bonne, et meilleure d'autant qu'elle refuse la séparation, qu'elle refuse la loi du père ».

Nous arrivons au bout de ce chapitre consacré à la pratique des guérisseurs sénégalais, avec cette synthèse structurale très occidentale dans son esprit, mais dont le but est de montrer à des Occidentaux, avec des moyens qui leur parlent, qu'une logique souveraine régit ces pratiques et rend compte de leur efficacité. Nous n'en avons pas fini avec Tabane : dans le chapitre suivant, nous analyserons le « monde des jinns » en référence aux guérisseurs du Maghreb, mais aussi grâce aux précieuses indications qu'il a bien voulu me transmettre, sur une tradition qui a vaillamment traversé le Sahara sans perdre sa cohérence. Et au chapitre 4, nous parlerons encore de lui à propos de sa magistrale approche thérapeutique d'une psychose puerpérale. Cette fois, l'information nous a été transmise par Maurice Dorès, qui a, lui aussi, bien connu Tabane, lui a consacré un film et la moitié d'un livre [48].

---

[48] DORES M., op. cit.

Chapitre 3 : Le monde des jinns

Nous avons étudié les croyances et la pratique du guérisseur Ibrahima Tabane, parce qu'elles sont représentatives de celles d'un grand nombre de guérisseurs sénégalais. Nous y avons vu l'alliance d'une grande créativité et d'une grande rigueur intellectuelle. Avec nos lunettes occidentales, nous y décelons un système fonctionnel, basé sur l'organisation de la famille et de la filiation. Rappelons brièvement : quatre représentations majeures, qui peuvent se combiner entre elles ; la première (rab) est celle d'esprits associés à chacune des lignées de la filiation ; la deuxième (ligeey) désigne l'envoûtement et concerne la rivalité entre égaux, donc les ratés de l'alliance ; la troisième (dömm) concerne les sorciers qui refusent de soumettre leurs désirs à la loi sociale, et les parents qui refusent les obligations créées par le lien du mariage : dans une société patriarcale, le soupçon se portera souvent sur la lignée maternelle ; enfin, la quatrième (djiné) concerne des esprits non alliés aux hommes, et représente la menace qui émane du monde non humain. Ces représentations sont utilisées pour expliquer différentes maladies, notamment tout le champ que la psychiatrie reconnaît pour sien. On peut y relever trois axes : filiation paternelle, filiation maternelle et alliance. Ces axes sont des repères nécessaires à l'organisation individuelle, familiale, clanique, sociale. On peut en déduire que la pratique des guérisseurs sénégalais est en plein accord avec les théories qui expliquent l'apparition de troubles mentaux par les troubles de la relation intrafamiliale, mais aussi, et surtout, transgénérationnelle.

Si les croyances en question sont spécifiquement africaines, les axes dont il est question sont universels. A priori, on peut donc s'attendre à une certaine universalité potentielle des théories guérisseuses sénégalaises, une fois débarrassées de leurs aspects les plus locaux, les plus anecdotiques. Il est dès lors intéressant d'étudier d'autres pratiques traditionnelles, afin de voir si l'on y retrouve des traits communs. Cela confirmerait la valeur de notre analyse. Mais après tout, ce pourrait ne pas être le cas, et cela nous obligerait alors à soumettre ces pratiques à une analyse aussi poussée, dans l'espoir peut-être naïf d'accéder un jour à une théorie universelle des pratiques guérisseuses.

En fait, dans toute l'Afrique occidentale, et même dans toute l'Afrique subsaharienne, on rencontre des croyances homologues, sous des noms divers et avec des variations continues, comparables à celles dont fait état Cl. Levi-Strauss à propos des mythes amérindiens : la transmission se fait bien d'une ethnie à l'autre, mais chacune d'elles restructure le système en fonction des nécessités de son organisation sociale. Par exemple, bien que la sorcellerie soit une croyance universelle en Afrique, les personnes suspectées au premier chef ne sont pas les mêmes selon que la société est patrilinéaire ou matrilinéaire. Au-delà de l'Afrique Noire, d'ailleurs, des croyances très proches se rencontrent en Afrique du Nord, en Europe méridionale, et même, comme nous le verrons au chapitre 7, en Europe du nord. Malgré leur éloignement, ces différentes sociétés participent d'un même continuum. Une recherche comparative rigoureuse reste à faire.

Nous étudierons dans ce chapitre les croyances qui régissent la pratique – et vraisemblablement, l'efficacité – des guérisseurs maghrébins. D'une façon détaillée, nous étudierons celles qui se réfèrent aux jinns. Le Maghreb est en continuité culturelle à la fois avec l'Europe et avec l'Afrique Noire, et cela depuis des millénaires. Il a subi, bien avant l'Afrique Noire, l'influence d'une grande tradition civilisatrice venue du Moyen Orient, le monothéisme abrahamique, principalement sous sa forme musulmane. Qu'en est-il, au Maroc, des croyances et des représentations que nous avons décrites ? Ont-elles existé, ont-elles résisté, disparu, se sont-elles transformées ? Si nous trouvons que des croyances, identiques à l'origine, se sont transformées avec le temps, nous admettrons par hypothèse que ce processus s'est fait en rapport avec l'évolution générale de la société. Nous en chercherons la raison. La réponse à ces questions est essentielle, pour nous permettre de comprendre l'influence des changements culturels, le fonctionnement systémique des systèmes de croyances, la dialectique entre changement et continuité à travers le temps et l'espace, la dialectique entre l'universalité et les particularismes des structures sociales.

Nous utiliserons notamment l'ouvrage de Ali Aouattah, et celui de Renée Claisse-Dauchy. D'autres sources, notamment orales, seront mentionnées au fur et à mesure de leur utilisation. La principale conclusion qui ressort de l'usage de ces sources est la suivante : indiscutablement, il existe entre le système sénégalais et le système marocain une relation étroite, qu'on pourrait appeler de dérivation, sans préjuger du sens de cette dérive (néanmoins, nous nous en poserons la question). Indiscutablement aussi, les différences sont telles qu'il devient impossible d'appliquer la lecture structurale qui nous paraissait valable au Sénégal : à savoir, le schéma des trois axes, impliquant une homologie entre la structure familiale, celle des pratiques guérisseuses, et celle de la pathogénie des maladies mentales. Du point de vue ethnopsychiatrique, qui est pour nous un point de vue universaliste, puisque la structure de base de la culture humaine est universelle, cela pose un problème dont il importe de rendre compte.

Ali Aouattah recense au Maroc plusieurs représentations traditionnelles des causes de maladie. De loin, l'explication la plus fréquente et la plus importante est celle des Jinns. On voit tout de suite que le mot arabo-berbère Jinn et le mot wolof Djiné sont de même origine. Le mot est arabe, il se retrouve dans le Coran en de multiples endroits et a donné son nom à la Sourate 72. Les Jinns sont des esprits créés par Dieu, à partir d'un feu intense. Invisibles normalement des humains, ils peuvent revêtir de multiples formes. Il peut y en avoir partout. Comme nous le verrons, ils se répartissent en familles et en clans organisés, de mœurs variées et de religions diverses, comme les humains. On pourrait conclure à l'identité des jinns et des Djiné, et considérer ceux-ci comme une simple importation arabo-berbère et islamique en terre sénégalaise. Mais on ne peut exclure l'hypothèse d'une croyance préislamique en une sorte d'esprit analogue au Djiné, mais portant un nom proprement wolof, dont la caractéristique serait de vivre dans la brousse, sans contacts, sinon fortuits et dramatiques, avec les humains. Il est alors curieux que le nom indigène ait été totalement absorbé par le mot arabe Jinn. En sérère, langue et ethnie voisine, le même mot *pangol* désigne ce type d'esprit, qu'il ait ou non fait alliance avec les hommes. Il me semble probable qu'un concept analogue au pangol ait existé dans la société wolof préislamique, concept qui sous l'influence de l'Islam se serait ensuite différencié en deux représentations distinctes : celle du Rab, allié aux ancêtres, objet de culte domestique et donc « païen », et celle du Djiné sauvage, de plus en plus conforme, jusque dans sa dénomination, au Jinn de la tradition musulmane. Indépendamment de ces considérations historiques, et quelle que soit la ressemblance entre Jinn et Djiné, rien ne nous dit encore que la position de l'un et de l'autre soit identique par rapport au système de croyance dans lequel ils se situent, respectivement,.

Il existe, dans le monde arabo-berbère, une croyance très semblable à celle des sorciers anthropophages : certains hommes sont capables de donner à manger à leurs victimes une mauvaise nourriture faite pour leur nuire. Mais cette croyance n'est qu'un cas particulier de magie noire, laquelle utilise aussi les mauvaises écritures, les Nœuds, le mauvais œil. Le mauvais œil a quelque chose de particulier, car celui qui le possède ne veut pas nécessairement faire le mal. C'est une caractéristique qui agit indépendamment de la volonté de celui ou de celle qui l'exerce. Dans ce contexte, il est difficile de différencier, comme on le fait au Sénégal, la sorcellerie de l'envoûtement : les procédés sont certes différents, mais ceux qui les pratiquent ne se distinguent pas nettement les uns des autres. Enfin, le processus de la malédiction, notamment celle qui émane d'un Saint, se présente comme une punition méritée, comme l'action des Rab dans le monde sénégalais. Elle s'en distingue par le fait qu'elle émane essentiellement d'êtres humains, vivants ou morts, et non d'esprits (certains Saints, à vrai dire, pourraient toutefois être des Jinns religieux et méritants).

Dès lors, il semble évident que le système maghrébin ne repose pas, comme le système wolof, sur trois axes d'identification. Aucune des représentations populaires maghrébines ne se trouve affectée de façon claire et univoque à la filiation paternelle ni maternelle, ni à l'alliance. Quelle que soit la ressemblance entre les représentations et entre les modes d'action, le système structural qui régit leur fonctionnement doit être fondamentalement différent.

Mon hypothèse est la suivante : la conversion des populations du Maghreb à l'Islam, survenue à une date très ancienne, peu éloignée de l'Hégire, a modifié sensiblement les croyances et les représentations antérieures, en les rendant compatibles avec le système religieux monothéiste. Rappelons qu'au Sénégal, la conversion à l'Islam est plus récente (XIème siècle pour la vallée du Fleuve, XIXème siècle seulement pour la majorité des Wolof). Elle n'y a pas, ou pas encore, eu le temps de modifier le système structural, qui demeure, pour l'essentiel, ce qu'il était dans la société païenne antérieure. Ce que nous avons à faire maintenant est de saisir l'organisation interne du système structural régissant les représentations maghrébines. Nous y parviendrons en réfléchissant à la logique propre à une religion monothéiste, par rapport à une religion animiste ou polythéiste.

On le sait, le raisonnement structuraliste procède par l'étude des différenciations qui se produisent au sein d'une similitude. Étant moi-même d'origine chrétienne, donc fils d'Abraham en un sens métaphorique, il m'est difficile de percevoir l'organisation structurale de mon propre contexte culturel et, par extension, celle de la société musulmane : je risque de ne percevoir que les différences qui les distinguent, au détriment de ce qui, en les unissant, les différencie d'autres ensembles culturels. C'est la raison pour laquelle il est utile de partir du point de vue que peut porter sur l'ensemble monothéiste un observateur étranger à cet ensemble. On pourrait retrouver les textes grecs ou latins d'auteurs païens jugeant, par exemple, le christianisme débutant. Il m'est toutefois plus accessible de partir du point de vue d'un devin yorouba ou fon, qui se trouve être notre contemporain (voir chapitre 6). Pour ce grand initié, il existe un principe : le flux vital, qui pénètre les êtres vivants, les anime, et se transmet par eux à leurs descendants. Le pire des crimes est d'arrêter ce flux, ce qui se produit quand on refuse de transmettre la vie, au nom d'un profit immédiat. Ce crime porte un nom, c'est la sorcellerie. On peut commodément assimiler la sorcellerie au mal, mais, philosophiquement parlant, c'est une erreur. En effet, de nombreuses actions agressives ou destructrices peuvent se commettre au nom même de la vie, et se trouver du même coup justifiées. Quand un sorcier vous attaque, vous vous défendez en utilisant contre lui les mêmes armes que lui. Dans la perspective monothéiste, le Bien se définit tout autrement : par l'adhésion au plan de Dieu et par le respect des règles qu'Il édicte. Le célibat des prêtres est un exemple de ce qui peut apparaître comme bon à un catholique, tout en étant une faute grave par rapport à l'éthique des religions africaines traditionnelles. Le Jihad violent des intégristes et le suicide sacrificiel en sont d'autres exemples. La conversion des populations du Maghreb à l'Islam les a obligées à redéfinir leur notion du Bien et du Mal, et cette transformation culturelle a eu des effets en chaîne sur de nombreux autres plans, notamment sur leur conception des causes de la maladie.

Dans un contexte religieux traditionnel, la maladie est toujours l'effet d'un désordre existentiel. C'est le système culturel qui définit les causes possibles de ce désordre. Il existe dès lors, dans chaque système culturel, une nosographie particulière, un classement des états de maladie en fonction des causes possibles et reconnues par lui. Ces causes sont efficientes : en effet, notre état de santé dépend de la position que nous occupons dans un système qui définit ce qui est normal et ce qui ne l'est pas. Un état de transgression habituel ou grave rend malade, et ce qui est transgressif varie en fonction du système. Comme nous l'avons vu précédemment, au Sénégal, une infidélité aux devoirs que l'on a vis-à-vis de ses ancêtres, ou la transgression de la règle qui interdit de dépasser ses égaux, sont des motifs suffisants pour rendre quelqu'un malade. L'être humain est également vulnérable à l'envie d'autrui (le Sorcier) ou à la force brute d'un esprit (le Djiné). Dans ce cas, il n'est pas lui-même responsable de la transgression. Pourtant, sa vulnérabilité est exagérée par les fautes qu'il commet, et personne n'est totalement indemne de toute faute. Dans un tel système, les quatre causes possibles de maladie sont unifiées par un principe général : ce qui rend malade, c'est ce qui empêche la vie de passer à travers l'être humain, de le remplir sans qu'il ne se l'approprie, sans qu'il ne la retienne, et de le traverser en direction de la descendance qu'il aura en respectant les règles de l'alliance. Sous des formes légèrement différentes, ce système se retrouve en Afrique dans l'ensemble des populations animistes. Comme il repose sur les caractéristiques de la reproduction humaine, et sur l'organisation basique de la vie familiale, clanique et sociale, sa portée est universelle. Pourtant, l'arrivée en force d'une religion monothéiste (sous la forme qu'elle prend selon les régions, chrétienne ou musulmane) le modifie nécessairement : désormais, l'accent n'est plus porté sur la transmission transindividuelle du flux vital, mais sur l'opposition désormais polaire entre le Bien et le Mal. Ce changement ne se produit pas d'une façon immédiate. Les deux univers coexistent longtemps. L'influence culturelle du monde animiste résiste en sous-main, alors même que la conversion d'une population est apparemment complète. Certaines catégories sociales restent particulièrement marquées par l'ordre ancien. Elles se spécialisent en quelque sorte en représentantes du passé. Par exemple les femmes : même converties depuis aussi longtemps que les hommes, elles conservent une sous-culture qui fait une part plus grande aux traditions animistes. Un seul être humain peut d'ailleurs lui aussi fonctionner d'une façon « polyphasique », être comme disent les Béninois, « catholique le jour et animiste la nuit ».

Si nous comparons les modèles explicatifs de la maladie, au Sénégal et au Maghreb, nous pouvons comprendre de façon très concrète ces phénomènes de transformation culturelle et leurs conséquences, sociales et individuelles. Le système anthropologique se modifie : le Dieu Unique, souverain Bien, occupe la première place, toute la place pourrait-on dire, à ceci près qu'Il a créé le monde, désormais distinct de lui. Dans ce monde, Il a créé notamment les Jinns et les êtres humains : les uns comme les autres se trouvent occuper une position intermédiaire, où le Bien et le Mal se mélangent : le lieu du débat éthique, en quelque sorte. Au plus loin de Dieu se situe le Réprouvé, Iblis, et ses serviteurs *ifrit* ou *shaïtan*, incapables de faire le bien. Au lieu d'être conçue comme la valeur suprême à préserver et à transmettre, la vie n'est plus que le théâtre d'un drame cosmique, le combat du Bien et du Mal. Dans un tel contexte, il est naturel que les représentations explicatives des maladies se transforment aussi, en se mettant en mesure d'y correspondre et d'y répondre. Au lieu de se répartir selon un modèle triaxial, comme au Sénégal, elles auront toutes chances au Maghreb de se répartir selon une bipolarité accusée Bien-Mal, clair-obscur, haut-bas, et ainsi de suite (ce que Gilbert Durand[49] a appelé, dans les « Structures anthropologiques de l'Imaginaire », le *schème diaïrétique*). Notre hypothèse se trouvera justifiée, si nous voyons les représentations se différencier de celles que nous connaissons au Sénégal, sans cesser de leur ressembler, mais en se conformant à l'opposition polaire entre le Bien et le Mal.

Voyons ce qu'il en est : Aouattah nous indique, d'entrée de jeu, que dans la conception maghrébine, Dieu est capable de nous envoyer des maladies. Elles peuvent être un châtiment, mais aussi une épreuve purificatrice. De toute façon, Dieu fait ce qu'Il veut, et nous n'avons pas à Lui demander des comptes. Nous mettrons donc tout en haut, du côté du Bien, la Volonté divine. Dans le monde intermédiaire, il y a deux populations, celle des humains et celle des Jinns. C'est le lieu de l'ambivalence. Parmi les humains, certains expriment mieux que d'autres la volonté de Dieu : ce sont

---

[49] DURAND G., *Les structures anthropologiques de l'Imaginaire*, Paris, Dunod, 1960.

les Saints (vivants ou morts) et les parents qui, en tant que tels, en sont dépositaires. Les uns et les autres sont d'abord bienveillants, mais ils peuvent aussi prononcer des malédictions, pour des raisons qu'a priori, on est tenu de considérer comme bonnes.

Les êtres humains ordinaires sont capables de mauvais sentiments, et donc d'envie : ils peuvent pratiquer différentes sortes de magie noire : les mauvaises écritures, sorte de détournement impie de la force de l'écrit coranique ; les Nœuds, symboles par excellence de l'action magique, que l'on rencontre dans le monde entier et à toutes les époques ; les mauvaises nourritures, qui introduisent à une forme de sorcellerie particulièrement sombre, particulièrement féminine (!), proche de l'alliance définitive avec Satan. Enfin, il existe dans cette conception une forme d'influence mauvaise qui se différencie des précédentes en ce qu'elle ne nécessite aucune médiation : c'est le mauvais oeil, expression de la dimension malveillante qui sommeille en chacun, certains l'ayant plus que d'autres éveillée.

Parmi les Jinns, il existe la même division que parmi les humains : certains sont musulmans (bons), d'autres païens (mauvais), d'autres enfin chrétiens ou juifs (intermédiaires) : toujours la même polarité.

Notons encore l'importance de l'échelon intermédiaire : il semble omniprésent, et a dès lors toutes chances d'être un élément essentiel du système. Il évite en effet ce qu'un système exclusivement bipolaire aurait de dangereux : l'escalade symétrique. Pour des raisons que nous verrons, l'explication des maladies par l'action des Jinns a pris une place prédominante. Cette importance oblige l'explication par les Jinns à se différencier, pour rendre compte de la variation des faits cliniques qui leur sont attribués.

Enfin, du côté du Mal, nous trouvons Satan et ses séides, dont l'origine n'est pas très claire en Islam : Iblis est sans aucun doute un ange déchu, mais ses suivants ne sont-ils pas de la nature des

Jinns, des Jinns qu'il aurait séduits ? Du reste, Aouattah ne mentionne pas Satan et ses diables comme des causes directes de troubles mentaux. Il semblerait que les Jinns aient repris tout le terrain occupé, dans le christianisme traditionnel, par la possession diabolique et la démonologie. Au Sénégal, par contre, la tradition tant populaire que savante fait une large part aux Seytaane, dont le nom, de toute évidence, dérive de l'arabe Shaïtan. Mais le contenu pratique de ce mot est ambigu : on l'utilise parfois pour désigner le sorcier humain, alors que dans d'autres cas, les Seytaane se distinguent mal de Djiné particulièrement méchants…

Une fois dressé l'inventaire presque exhaustif des représentations maghrébines, reste à préciser l'organisation structurale de leur système. Il me semble que deux dimensions sont perceptibles. La première est celle qui va du Bien au Mal, c'est-à-dire la dimension éthique. La deuxième est ce qu'on pourrait appeler la dimension instrumentale, caractérisée par l'existence ou l'inexistence d'objets médiateurs pour l'exercice du pouvoir magique. Je propose le schéma suivant :

BIEN

SANS MEDIATION	AVEC MEDIATION		SANS MEDIATION
Volonté divine (Anges)			
Saints (Humains ou Jinns)	Jinns	Humains	Mauvais Œil Humains (Jinns ?)
	Musulmans	Bonnes écritures	
	Chrétiens Juifs	Noeuds	
	Païens	Mauvaises écritures Mauvaises nourritures	
			Satans

MAL

Les humains évoluent dans un espace intermédiaire entre celui du Bien et celui du Mal. C'est là qu'il faut une médiation : en elle-même, en effet, la puissance des humains est faible. Ils doivent donc utiliser un objet chargé de force, et cette force vient d'ailleurs. Pour faire le bien, ils utilisent la force du Coran, qui vient de Dieu. Mais la force de l'écrit est telle que, par symétrie, certains utilisent des grimoires pour faire le mal. Différentes catégories de tradipraticiens utilisent des objets magiques, des plantes salutaires ou toxiques, pour atteindre leurs objectifs, tantôt favorables, tantôt dangereux. Plus près de l'espace du Mal, existent les « mauvaises nourritures (*Touwkal*, signifiant « faire manger ») à cheval entre l'empoisonnement médico-légal et une forme particulière d'envoûtement, proche de la sorcellerie-anthropophagie subsaharienne. Dans cet espace intermédiaire où évoluent les humains, il existe encore deux autres formes d'action, atypiques en ce qu'elles n'utilisent pas d'objets intermédiaires. L'une est celle des Saints, qui participent de la puissance de Dieu. L'autre est le Mauvais Œil, que certains êtres humains possèdent, d'autres pas. L'action se fait souvent à l'insu de l'agresseur (mais peut-être pas sans sa participation inconsciente). Cette représentation évoque, elle aussi, la sorcellerie, car le sorcier peut parfois se contenter du regard pour attaquer sa victime. Il y a pourtant une différence : n'importe qui peut avoir le mauvais œil, sans faire partie pour autant d'une confrérie maléfique.

Dans le monde intermédiaire, il y a aussi les Jinns. Ceux-ci n'ont pas besoin d'objets intermédiaires pour agir. Ils sont eux-mêmes l'intermédiaire. Dans le système catholique, Dieu a créé les anges, qui ne peuvent que faire le bien. Certains anges sont devenus des démons, en profitant d'un court moment de libre-arbitre : depuis ce moment, ceux-ci ne font plus que le mal. Il n'y a rien entre les deux catégories. Dans le système musulman, entre les anges et les démons, il y a les Jinns, qui sont, comme les humains, un mélange de bien et de mal en proportion variable. Ces Jinns sont considérés comme la cause la plus fréquente des maladies mentales, sans parler des autres maladies. Au Sénégal, la situation est fort différente : le Djiné est invoqué de façon marginale par ceux des guérisseurs qui se réclament de la tradition autochtone ; il ne prend de l'ampleur que chez ceux dont les méthodes se réclament préférentiellement de l'Islam.

Mon hypothèse est double : d'un côté, l'Islam aurait forcé le système des représentations à évoluer dans le sens d'une bipolarisation entre le Bien et le Mal, conformément aux exigences d'une religion monothéiste ; en même temps (paradoxe apparent), il aurait induit le développement de pratiques et de représentations *médiatisant* leur opposition. C'est ce que j'appelle le développement du monde intermédiaire, et en particulier celui du monde des jinns. Ce paradoxe s'explique : le problème du monothéisme a toujours été d'expliquer l'existence du mal, sur une terre créée par un Dieu bon et tout-puissant. Les tentatives d'explication sont nombreuses, et remplissent les traités de théologie morale et d'histoire des religions. Ici, il s'agit d'expliquer la maladie. Quelles que soient nos capacités de résignation, il est difficile de l'imputer toujours à Dieu. Mais, tout autant, il est difficile de l'imputer toujours à Satan, car l'homme serait alors confronté directement au Mal absolu, pour le combattre, pour se laisser posséder par lui, ou pour y acquiescer. C'est à cette confrontation directe avec le Mal qu'on doit sans doute attribuer l'envahissement du monde chrétien par la peur du diable, et la multiplication des procès en sorcellerie et des bûchers, dès le moyen âge, avec un maximum au XVIIème siècle. Grâce aux Jinns, le musulman peut espérer échapper à ce qu'a d'effrayant la bipolarisation du Bien et du Mal [50].

Mon approche du monde des Jinns s'est faite en deux temps. Le premier date de plus de quarante ans, le second de l'année 2005. En 1971, Ibrahima Tabane m'a offert l'inestimable cadeau d'une révélation initiatique sur sa façon de travailler avec les Djiné. J'ai pris des notes, fébrilement. Tout ce qu'il me disait en wolof devait m'être traduit. La révélation s'est interrompue avant son terme, et n'a jamais pu être achevée. En relisant mes notes, j'avais bien constaté l'existence d'un système organisé, et sans doute d'une grille de lecture, mais je n'en possédais pas la clé. J'ai donc laissé dormir cette mine d'informations dans un tiroir. En 2005, le Dr S. Al Chaabani m'a permis de lire avec lui un livre de Renée Claisse-Dauchy, *Médecine traditionnelle du Maghreb*[51], où nous trouvons aux pp. 47-48 un tableau synoptique concernant

---

[50] Encore faut-il que la médiation se maintienne. On doute que ce soit le cas dans les courants wahhabites et salafistes actuels, où la bipolarisation est extrême.

[51] Paris, L'Harmattan, 1996.

l'action pathogène des Jinns. Ce tableau est élaboré par l'auteure à partir d'un autre livre, antérieur, d'E. Doutté, ainsi que des révélations de deux femmes marocaines, interrogées par elle-même. L'une de ces femmes étant la veuve d'un fqih, elle a pu consulter le livre de son défunt mari, qu'il avait abondamment annoté. À notre grande surprise, les données marocaines et les données sénégalaises se recoupent, et se complètent admirablement. La traversée du Sahara les a affectées à peine. Elles se complètent, parce que l'aspect pratique des choses, que Tabane n'avait pas eu le temps de me confier, se trouve esquissé par Madame Claisse-Dauchy et ses informatrices. En revanche les données marocaines, telles qu'elles nous sont transmises, sont un peu simplistes. Tabane corrige cette impression, et rend perceptible la complexité et la richesse combinatoire du « monde des Jinns ». Pour autant, je ne prétends pas que la réunion des deux sources nous en restitue le système complet. Bien des questions demeurent, et bien des blancs. Mais indiscutablement, il nous est possible à présent d'en saisir l'ordonnancement général, et le principe de fonctionnement.

Que nous dit Tabane ? Les Jinns (Djiné) sont un peuple très nombreux réparti en dix tribus. Chacune est dirigée par un chef, dont Tabane nous donne le nom. Elles se distinguent hiérarchiquement : une Jinniya, Maïmouna Djiné, elle-même chef de la dixième tribu, est leur mère à tous. Son autorité est la plus grande sur les Jinns de cinq des dix tribus, qui sont relativement bons et peu agressifs : ils ne feraient jamais le mal sans sa permission. Les deux tribus les plus élevées dans la hiérarchie étant mises à part, de par leur noblesse même, il reste trois tribus plus dangereuses : la tribu de Kayafi Djiné qui vit dans les cimetières, celle de Noxnox Djiné qui vit dans l'eau, et celle de NDjouma Djiné qui réside dans les maisons abandonnées. Le principe est donc que l'être humain court un risque s'il dérange le jinn, ou s'il lui manque de respect (il arrive aussi qu'un sorcier fasse alliance avec un jinn, ou que celui-ci tombe amoureux d'une créature humaine). Les conséquences dépendent du caractère propre au jinn outragé, ainsi que de la gravité de l'offense. En outre, chaque jour de la semaine est consacré à un jinn différent, un grand chef qui donne aux autres l'ordre ou l'autorisation d'agir : Roqyahya 'Ilu le dimanche, Gibraya 'Ilu le lundi, Sakhyaya 'Ilu le mardi, Makaya 'Ilu le mercredi, Sarfaya 'Ilu le jeudi, Anyaya 'Ilu le vendredi, Kesfaya 'Ilu le samedi. Leur nom se termine invariablement en -'ilu (-'il en arabe) : nous nous trouvons ici devant une source arabe. Tabane le confirme, en contant une légende à la gloire d'Ali, gendre du Prophète et quatrième calife : « ces sept jinns sont ceux qu'Ali n'a pas tués. Le Prophète Mohammed avait soif. Il a envoyé quelqu'un chercher de l'eau, mais les jinns l'ont frappé. Au retour, il ne parlait plus. Un deuxième envoyé est également revenu muet. Le Prophète a alors envoyé Alioune (Ali), qui s'est battu contre les jinns et les a vaincus, jusqu'à ce qu'ils se réfugient dans un puits. Alioune les a suivis. Au fond du puits, son pied s'est enfoncé dans l'eau, mais Allah a percé la terre, Alioune a pu continuer jusqu'à la septième terre et là, il a tué tous les jinns, sauf sept qui ont accepté de le reconnaître et de se soumettre à Allah. Il les a attachés, et les a ramenés comme des captifs. Le Prophète avait reçu un message de Djibril : « Ali sortira du puits la nuit du 27 ». C'est la Nuit du Retour. Quand ils est arrivé avec ses prisonniers, on les a libérés, et ils sont retournés dans leur pays. Tous les sept avaient une seule femme, Maïmouna Djiné ». Enfin, selon Tabane, chaque jour de la semaine est également consacré à ce qu'il nomme un seytaané (Shaïtan, Satan), compagnons des Jinns, et qui leur sont nécessaires pour faire le mal. Le dimanche, les jinns ne font aucun mal sans être avec Medheb. Le lundi, ils doivent être avec Merata. Le mardi, avec Lakhmar. Le mercredi, avec Qamar. Le jeudi, avec Borqhân. Le vendredi, avec Chamharouchia. Le samedi, avec Dhab'âta. Ce sont eux que nous retrouvons dans les sources marocaines, où on les appelle simplement « rois des Jinns ».

Résumons Tabane:

Maïmouna retient l'action ou autorise l'action	Dix tribus de Jinns (des plus nobles aux plus méchants)	7 Shaïtan (1par jour) sont nécessaires pour faire le mal
7 époux de Maïmouna (1 par jour) donnent l'ordre d'agir		

Le devin guérisseur devra donc tenir compte du jour de la semaine où la maladie a commencé, du lieu où elle s'est déclarée, et de la gravité apparente du mal, pour déterminer le type de Jinn et le type de Shaïtan responsables, dont dépendront les pratiques guérisseuses et les invocations efficaces.

Les sources marocaines ne nous parlent que d'un jinn responsable, différent selon le jour de la semaine. Il se fait que leurs noms correspondent à ceux que Tabane donne aux Shaïtan compagnons. Par contre, le tableau de Claisse-Dauchy établit une correspondance avec les symptômes et avec le pronostic de la maladie. Ailleurs dans le livre, il y a aussi quelques indications thérapeutiques. Manquent par contre les paroles à prononcer. Remarquons qu'un astre est attribué à chaque jour. Cela correspond à l'étymologie du nom du jour dans les langues latines, preuve de la permanence et de l'antiquité de la tradition en la matière. Pourtant, les sources marocaines montrent quelques hésitations. Le mercredi est le jour du Jinn juif Berkane, mais on y retrouve aussi Ahmar le Rouge, qui préside par ailleurs aux destinées du mardi. Le jeudi est le jour de Jupiter, mais aussi du Soleil (comme le dimanche). Ces hésitations sont loin d'être sans importance. D'un point de vue structuraliste, elles indiquent que le système est soumis à des contraintes divergentes, et invitent à les identifier. Pour l'instant, je me contenterai de les pointer, tout en remarquant le caractère très particulier du vendredi : jour saint en Islam, il est aussi, chez les païens, le jour de Vénus. Dans le tableau qui suit, les sources marocaines sont utilisées, avec en rouge la dénomination équivalente fournie par I. Tabane. Les discordances seront discutées plus loin.

MAROC : Naïma M. et Maryam, E. DOUTTÉ

JOUR	ASTRE	MALADIE	JINN	PRÉSAGE
Dimanche	Soleil *Shems*	Jaunisse	Moudhhib T.:Medheb	Favorable. Egorger une poule noire
Lundi	Lune *Qamar*	Tremblement, pâleur, Maladie mentale	Merra (agit sur les parties génitales) T. : Merata	Défavorable. Beaucoup de souffrance
Mardi	Mars *Mirrtkh*	Maladie du sang, fièvre, douleurs osseuses	Ahmar le Rouge (agit sur la tête) T: Lakhmar	Défavorable si évolution de plus de 3 jours
Mercredi	Mercure *Outarid*	Maux de tête, des articulations, des jambes	Berkane (jinn juif) ou Akhmar T. : Qamar	Défavorable. Evolution 3 jours, 3 semaines ou 3 mois
Jeudi	Jupiter *Mouchtari* (ou Soleil *Shems*)	Reins, cœur, foie	Chamha-rouch (agit sur le ventre) T. : Borghân	Favorable. 4 à 12 jours
Vendredi	Vénus *Zohra*	Migraine, ophtalmie, lombalgies	Labied le Blanc (agit sur les articula-tions) T. : Chamha-rouchia	1er et 4ème vendredi : favorable 2ème et 3ème vendredi : mortel
Samedi	Saturne *Zouh'al*	Céphalées, tahycardie, faiblesse des membres	Mimoun (agit sur les membres) T. : Dhab'ata	Défavorable. Peut entraîner la mort. Durée 3 à 15 jours, avec tremblements

in : R. CLAISSE-DAUCHY, Médecine traditionnelle du Maghreb, Paris, L'HARMATTAN, 1996, pp. 47-48)

À présent, examinons systématiquement les correspondances et les divergences qui existent entre ces données marocaines et celles de Tabane. Ce qui est curieux, c'est que les divergences commencent également le mercredi. Tout se passe comme si une difficulté logique du système se produisait là, et se répercutait jusqu'à la fin de la semaine. Notons cela :

	Maroc	Tabane	
Dimanche	Moudhhib	Medheb	identité
Lundi Lune (Qamar)	Merra	Merata	identité
Mardi	Al Akhmar	Lakhmar	identité
Mercredi	Berkane	Qamar (ou Akhmar)	différence
(Tabane introduit ici la lune – qamar en arabe – qui est l'astre du lundi)			
Jeudi	Chamharouch	Borghân	différence
(Tabane attribue au jeudi le jinn du mercredi chez Claisse-Dauchy)			
Vendredi	Labied	Chamharoushia	différence
(Même glissement)			
Samedi	Mimoun	Dhab'ata	différence
(Même glissement ?)			

Maïmouna

J'incline à croire que Dhab'ata est le même que Labied ou El Abied (n'oublions pas que les transcriptions du discours de Tabane sont de moi…) et aussi que Mimoun (jinn « très violent », invoqué par la confrérie des Gnawa, selon Claisse-Dauchy) est une forme masculine du nom de Maïmouna.

Les données marocaines et sénégalaises proviennent indiscutablement d'une source commune. Une irrégularité s'est produite, obligeant Tabane (ou ses maîtres) à introduire le mercredi un jinn portant le nom de Qamar, la lune. Il est d'ailleurs possible que cette irrégularité soit la même que celle qui oblige la source marocaine à dédoubler le jinn du mercredi, en y introduisant Ahmar le Rouge (le même que la veille), et à réintroduire le jeudi, concurremment à l'astre Jupiter, le Soleil Shems. Remarquons enfin que pour la source marocaine Mimoun préside au samedi, alors que sa parèdre Maïmouna est située par Tabane à un autre niveau de la hiérarchie des esprits, soit tout en haut. Dans le système de Tabane, avec Maïmouna sortie du rang, il y a huit noms, au lieu se sept dans le système marocain. La nécessité de faire sortir Maïmouna nous échappe, mais la présence, apparemment inutile, de deux noms de jinns le mercredi montre que la même cause existe dans les deux systèmes. Mimoun est mâle et violent ; Maïmouna est femme et plutôt bienveillante. La clé du problème est peut-être là.

Conclusion

Que nous apporte, malgré ses lacunes, cette exploration du monde des Jinns et du système classificatoire et thérapeutique des guérisseurs marocains ?

D'abord, la parenté manifeste entre les représentations qui régissent les causes des maladies, au nord comme au sud du Sahara. Une étude exhaustive nous montrerait d'ailleurs que cette parenté s'étend au pourtour méditerranéen, et de là à nos régions, et ailleurs encore. Il s'agit d'une aire culturelle extrêmement vaste, qui remonte probablement à la préhistoire. D'autre part, cette parenté n'exclut pas les différences. Nous nous trouvons devant un vaste système de transformations, dont les variations sont rendues nécessaires par les différences culturelles, sociales, religieuses entre les différentes populations qui peuplent la zone. Une culture est un système d'explication du monde. Chaque système a besoin de cohérence. L'arrivée d'une religion nouvelle entraîne l'adoption de principes existentiels nouveaux, dont l'application exige la transformation des modèles explicatifs dans tous les domaines, notamment celui de la maladie et de la guérison. La philosophie traditionnelle africaine repose sur le principe du flux vital, qui passe par la reproduction sexuelle et organise les règles d'alliance et de parenté. L'Islam remplace ce principe par celui d'une lutte entre le Bien et le Mal, sous l'égide d'un Dieu créateur unique et tout puissant. On passe d'un système organisé selon les axes de filiation et d'alliance à un système opposant le monde du Bien, fidèle à Dieu, au monde du Mal opposé à Dieu, avec au milieu un monde intermédiaire, lieu du débat éthique. Dès lors, les représentations s'adaptent et se modifient. La Sorcellerie se dédouble : mauvaises nourritures (avec médiation) et mauvais œil (sans médiation). L'envoûtement se dédouble aussi : les Nœuds d'un côté, les mauvaises écritures de l'autre (par symétrie avec les bonnes écritures coraniques). La notion de Rab disparaît, car elle est spécifiquement païenne : l'Islam ne peut admettre la légitimité d'une alliance cultuelle entre les humains et des esprits, quels qu'ils soient. En revanche, l'Islam populaire donne une grande extension et une grande importance au culte des Saints, même si cette notion n'est pas très orthodoxe. On peut y voir la nécessité d'une médiation entre l'homme et Dieu. La même nécessité préside à l'extension considérable de l'explication des maladies par l'action pathogène des Jinns.

Dans le contexte culturel de l'Afrique traditionnelle et, sans doute, de l'Arabie préislamique, les Jinns (Djiné en wolof) sont des esprits sauvages, habitant les lieux que les hommes n'ont pas colonisés. C'est un monde désordonné, imprévisible. Dans le contexte islamique, ce monde s'organise. Créé et régi par Dieu, le monde se doit d'être en dernière analyse ordonné. Celui des Jinns apparaît donc comme organisé dans le temps (les sept jours de la semaine), dans l'espace (les dix tribus de Jinns habitant des lieux définis), et selon l'ordre hiérarchique. Cette organisation permet l'établissement d'une taxinomie des maladies et des modes de guérison. L'identification du Jinn agresseur, qui préside au choix des pratiques efficaces, est donc loin d'être indifférent.

La maladie est toujours perçue comme un désordre. Les symptômes en sont l'expression : phénomènes inhabituels et incontrôlables, convulsions, agitation, troubles du comportement… Heureusement, des éléments d'ordre persistent dans ce désordre : ce sont des signaux qui mettent le guérisseur sur la piste du Jinn. Il existe parfois même une correspondance précise entre les symptômes et le caractère du Jinn. Le plus souvent, les indices sont vagues mais convergents. Un cas particulièrement intéressant est celui où le patient, interrogé, livre lui-même le nom du Jinn qui le possède (et qui est alors censé parler par la bouche de sa victime). Ce cas montre (au moins à nos yeux occidentaux) que le patient joue dans le processus pathogène un rôle actif : qu'il soit seulement témoin de ce qui lui arrive, et donne son interprétation en fonction de ce que sa culture lui inspire, ou – plus vraisemblablement à mon sens – qu'il fabrique ses propres symptômes en fonction de ses besoins et d'une grille culturelle qui lui permet de donner un nom à ce qui le traverse. Une fois le Jinn identifié, il reste à mettre en place la thérapie. Cela se fait en fonction d'un système de correspondance très large, où le caractère du Jinn, son habitat, sa religion, ses alliances, sont mis en relation avec, par exemple, une couleur, certaines plantes, certains lieux, certaines prières, certaines musiques. Quand le Jinn est violent, le guérisseur se sentira autorisé à pratiquer lui-même une certaine violence. Dans tous les cas, le patient, qui jusque là était envahi par des phénomènes incompréhensibles, est inondé d'informations signifiantes qui lui permettront à nouveau de « lire le monde ». Toutes ces informations convergent du reste vers l'élaboration d'une réponse précise à la question : « Quelle est la cause de mon mal ? », et aussi : « Que peut-on y faire ? ».

Le malade musulman doit aussi se remettre en position vis-à-vis de Dieu, afin de L'avoir de son côté. Dans un monde structuré par Dieu et Sa parole, où tout ordre vient de Dieu et où tout désordre s'oppose à Lui, il ne faut pas s'étonner de l'importance que revêtent, dans le processus de guérison, les dimensions éthique et rituelle. Il ne faut pas s'étonner non plus d'un conflit persistant entre différentes catégories de guérisseurs, ceux qui s'inspirent exclusivement du Coran et ceux qui incluent dans leur pratique des éléments de symbolisme païen. Ce conflit fait partie des contradictions du monde intermédiaire. Il fait l'objet de multiples compromis individuels : un tel, qui se considère comme un bon musulman, sera traité d'impie et de païen par un autre. Cette situation est d'autant plus gênante, en psychiatrie interculturelle, que le symbolisme païen peut souvent nous paraître plus proche du symbolisme analytique que le symbolisme religieux, qu'il soit chrétien ou musulman. Les méthodes des praticiens animistes nous sont dès lors, une fois décodées, plus familières. En séance, on peut être tenté d'y faire allusion, mais la réaction du patient musulman peut alors être vive. Mieux vaut, en fin de compte, rester compatible avec son univers…

Chapitre 4 : Médecine et chamanisme

Position du problème

Dans notre esprit médecine et chamanisme s'opposent. Je ne pense d'ailleurs pas que nous ayons entièrement tort. Mais voyons cela. J'entends ici par chamanisme un ensemble très répandu de pratiques de guérison : basées sur l'intervention d'un thérapeute qui se positionne en intermédiaire entre le monde humain et le monde surnaturel, elles emploient, pour entrer en contact avec celui-ci, des techniques modifiant l'état de conscience. Pour guérir le malade, en fonction des informations qu'aura fournies ce contact supérieur, elles utilisent des techniques de manipulation symbolique. Au sens propre et étroit, le chamanisme existe en Sibérie, en Asie centrale, et chez les Amérindiens du nord. Dans un sens plus large, des pratiques identiques ou analogues existent dans le monde entier, souvent mêlées à d'autres pratiques religieuses et rituelles relevant d'un autre contexte.

Dans son livre *Le chamanisme* [52], l'anthropologue Michel Perrin donne sa définition du chamanisme et discute de ses différentes acceptions. Il s'agit, à ses yeux, d'une institution sociale, qui confère à certaines personnes la fonction d'intermédiaire entre le monde des hommes et « l'autre monde », dont le bonheur ou le malheur des humains sont censés dépendre. Cette institution repose sur une conception cosmologique et anthropologique : *« L'être humain est fait d'un corps et d'une ou plusieurs composantes invisibles... qui peuvent quitter l'enveloppe corporelle et survivre à la mort... Tous les êtres de la nature, vivants ou inertes, peuvent posséder des âmes... Le monde aussi est double, ou mieux, pris entre deux pôles...Il y a ce monde-ci et le monde-autre, habituellement invisible aux hommes ordinaires...le monde du sacré ».* Le rôle du chamane n'est donc pas seulement de guérir les maladies et de remédier aux malheurs

[52] PERRIN Michel, *Le Chamanisme*, Paris, PUF, 1995 (2012).

privés, mais aussi, sinon davantage, de s'occuper des aléas de la vie collective (catastrophes, rituels de chasse, guerres, événements politiques…). Les présupposés logiques qui régissent le chamanisme en tant que technique de soins sont : l'origine surnaturelle des maladies, la possibilité pour l'âme humaine de sortir du corps et d'entrer en contact avec le monde des esprits, la validité des informations qu'on reçoit de ce monde, la possibilité d'agir sur le malade en agissant sur son âme par l'intermédiaire de son corps et d'objets divers. En outre, la connaissance chamanique est héritée des ancêtres, ou directement des esprits. Elle nous est donc donnée, et ne fait l'objet en principe d'aucune critique, d'aucun progrès, ni d'aucune expérimentation. Elle fait par contre l'objet d'un apprentissage rigoureux, souvent mérité par une élection particulière de la part d'une instance surnaturelle. L'élection prend souvent la forme d'une maladie initiatique, et se prolonge par une alliance entre le malade devenu guérisseur et l'esprit qui l'a initié [53].

Rien n'est plus différent des principes qui régissent la médecine, en tout cas de ceux qui ont été codifiés par Claude Bernard (1813-1878) : les maladies sont dues à des causes matérielles, en tout cas positives, accessibles à l'observation et à la mesure ; la connaissance procède en dehors de tout dogme, par l'expérimentation répétée et vérifiée ; une théorie n'est acceptable que pour autant qu'elle soit la façon la plus simple d'expliquer le plus grand nombre de faits d'expérience, en outre elle est toujours provisoire ; les techniques de soin doivent dériver de la connaissance des causes et des mécanismes physiopathologiques, et évoluer en fonction du progrès des connaissances.

Les deux démarches sont rigoureusement antinomiques, et nous ne sommes pas prêts à renoncer à l'acquis du positivisme. Il semble donc que la messe soit dite. Mais ce serait trop simple : l'expérimentation directe est souvent impossible. Les phénomènes sociaux, d'ailleurs, sont des phénomènes positifs,

---

[53] Note 11.

accessibles à tout le moins à l'observation et à la statistique, même s'ils sont rarement reproductibles. Assimiler les causes positives aux causes physiologiques est dès lors une erreur. De plus, il est souvent impossible d'attribuer à un phénomène une ou plusieurs causes sans observer une récursivité de l'action causale (on parle alors de causalité réciproque, ou circulaire), ce qui brouille la recherche des remèdes et conduit à penser en termes de systèmes. Les systèmes sociaux sont ainsi des contextes au sein desquels des éléments interagissent, tenant de l'état global du système leur fonction de causes ou d'effets. L'importance attribuée au contexte oblige à rendre toute leur importance aux systèmes de croyances et de représentations.

Ceci dit, nous quitterons tout de suite le domaine de l'épistémologie pour des considérations beaucoup plus terre à terre : la médecine, telle que nous la connaissons, telle que nous la pratiquons, est-elle toujours conforme aux principes qui la constituent en tant que discipline scientifique ? Mieux encore : faut-il toujours qu'elle le soit ? La médecine est d'abord une pratique, un ensemble de pratiques multiples, unifiées tant bien que mal par deux principes : un but (soigner les maladies) et un cadre (la formation médicale). Mais observons-la, avec l'objectivité d'un scientifique, et nous verrons qu'elle associe dans son exercice concret les principes de la science expérimentale avec un empirisme intuitif touchant à l'art de guérir. Nous verrons dans cet empirisme une démarche légitime, s'il s'agit d'aider des personnes en souffrance de la façon la plus efficace. Nous verrons que les exigences de la recherche scientifique apportent en effet des progrès fulgurants, mais entrent parfois en conflit avec l'intérêt immédiat du malade, et que le bon médecin doit alors appliquer avec fruit des procédures dont l'utilité n'est pas démontrée, n'est même peut-être pas démontrable. Nous verrons qu'elle porte en elle des traditions et des intuitions qui n'ont rien à voir avec les principes de Claude Bernard, et dont on aurait bien tort de se passer. Nous verrons enfin que l'efficacité d'une technique de soin n'est pas toujours attribuable à la théorie dont elle se réclame.

Dans ce chapitre, nous allons interroger quelques points particuliers de la pratique médicale et les comparer à celle des guérisseurs, de manière à mieux comprendre les ressemblances qui les unissent et les différences qui les séparent.

L'effet placebo, l'effet nocebo

Nocebo, en latin, signifie *je nuirai*. Le terme a été choisi par analogie avec celui, plus connu, de *placebo* (littéralement *je plairai*, je ferai plaisir au patient en prescrivant tel traitement). *L'effet placebo*, bien identifié en médecine, est celui par lequel un traitement dont le médecin sait, pour de bonnes raisons, qu'il est physiologiquement inefficace, a cependant pour tel patient un effet favorable, subjectivement ou même, parfois, objectivement. C'est une donnée d'expérience, universellement constatée dans un pourcentage de cas variable selon la pathologie, mais généralement non négligeable, allant selon les cas de 3 à 80% (notamment dans les céphalées et les douleurs liées aux ulcères gastro-duodénaux). La médecine scientifique le constate, avant même d'être capable de l'expliquer. C'est probablement un effet complexe, dû à des causes diverses. Des travaux récents [54] constatent que l'effet placebo *antalgique* est supprimé par la naloxone, une substance connue comme antimorphinique. Ces travaux tendent dès lors à l'attribuer à une sécrétion d'endorphines, substances neurohormonales fabriquées par le système nerveux central, provoquant une impression agréable comparable à la prise de substances opiacées, et faisant appel, vraisemblablement, aux mêmes récepteurs postsynaptiques. Si l'hypothèse est vraie, il est logique que la naloxone [55] inhibe cette forme d'effet placebo. Rien n'est encore dit des autres formes. C'est néanmoins la première fois qu'une explication scientifique est donnée (sous réserve de confirmation) à un phénomène qui

[54] LEVINE J.D., The mechanisms of placebo analgesia, Lancet 2, 654-657, 1978. MOERMAN D.E., *Meaning, Medicine and the Placebo effect*, Cambridge Univ. Press, 2002.

[55] La naloxone est un inhibiteur des effets des substances opiacées.

relève indiscutablement de la *suggestion*. Par ailleurs, l'existence d'une sécrétion d'endorphines sous l'influence de facteurs purement psychologiques ne serait pas une mince découverte. Sans compter qu'elle rend infiniment plus complexe la procédure expérimentale courante (qui compare l'action d'un médicament quelconque à l'effet d'un placebo, substance neutre, mais dont l'effet désormais n'est plus neutre, dans un pourcentage de cas que la statistique doit être capable d'évaluer), elle ouvre une piste de recherches immense concernant les effets du psychisme, et ceux de l'*influence* d'autrui, sur le fonctionnement physiologique. Un domaine qui ne surprendra personne, à vrai dire, tant il est conforme à l'expérience courante, mais qui ne s'était jusqu'ici jamais laissé prendre dans la nasse des procédures expérimentales.

Arrivons-en au *nocebo*. Tous les médecins savent qu'un traitement bien conduit, qui devrait réussir, échoue parfois. Que certains patients se plaignent plus que d'autres d'effets secondaires. Il n'y a rien d'étrange à cela. Sauf une évidence : c'est bien la qualité de la relation thérapeutique qui est en cause, pour une bonne part, dans ces effets désagréables. On peut banaliser, dire qu'un malade qui a confiance dans son médecin supportera du traitement plus de désagréments qu'un autre, qui s'en méfie. C'est vrai mais, justement, en quoi consistent la confiance et la méfiance ? Quelle est l'étrange alchimie qui fait que la relation est thérapeutique, ou ne l'est pas ? Les psychanalystes, qui n'utilisent pas de médicaments dans leurs cures, ont décrit ce qu'ils appellent la *réaction thérapeutique négative*, qui consiste en ceci qu'en dehors de toute erreur technique de la part de l'analyste, après une amélioration liée à la cure, une aggravation se produit [56]. L'interprétation donnée à ce phénomène varie, selon les analystes. Il est assez classique de la rattacher à la *compulsion de répétition*, elle-même en relation avec la *pulsion de mort*, mais chacune de ces notions est sujette à discussion et nous entraînerait trop loin. Je me contenterai de

---

[56] FREUD S., Le Moi et le Ça, in *O.C. vol.16, 1921-1923*, Paris, PUF, 2003.

pointer une proposition de Danielle Kaswin Bonnefond : « *Mise en acte du transfert, symptôme adressé à l'analyste, la réaction thérapeutique négative peut être ressaisie comme déplacement de la destructivité du côté de l'analyste et mobilise ses propres traces traumatiques qu'il lui faut remettre au travail* » [57]. Ce que nous commenterons comme suit : un phénomène qui est généralement attribué par les psychanalystes à ce qu'il y a de plus obscur dans la théorie freudienne et de plus interne à l'appareil psychique, est ici resitué dans l'entre-deux de la relation entre l'analyste et l'analysant. La destructivité de celui-ci est renvoyée à l'analyste comme venant de lui et – même si c'est faux – le touche et (je souligne) mobilise ses propres traces traumatiques. Dès lors qu'il s'agit (ou qu'il s'agit aussi) d'un phénomène intertransférentiel, on est obligé de postuler que l'inverse est possible. A savoir, que l'analyste (supposons-le mauvais analyste, maniant mal son contre-transfert) déplace sa propre destructivité du côté de l'analysant, et mobilise chez celui-ci les traces traumatiques préexistantes. Ce que je viens de dire est, à mon sens, une définition opérationnelle de l'effet *nocebo*. Elle donne une explication, sans doute pas la seule, d'un phénomène par ailleurs étonnant : comment expliquer l'efficacité d'une mauvaise pensée ? Nous avons pourtant pris l'habitude de considérer que la pensée pure n'a pas d'effets en acte ! À la suite de Descartes et même de Platon, par opposition à la superstition, nous avons admis que la raison nous imposait cette césure. Mais nous voici capables de décrire l'influence nocive comme un phénomène relationnel : la destructivité de l'un se déplace vers l'autre, est perçue par lui (consciemment ou non), et mobilise chez lui « ses propres traces traumatiques préexistantes ». C'est exactement ce que dit la sagesse africaine, selon laquelle on est d'autant plus sensible à l'agression d'un sorcier, ou à celle d'un jinn, ou de toute instance surnaturelle, qu'il existe en soi une faille, une faiblesse, un manque.

Nous étions partis, notons-le, de quelque chose de beaucoup plus

---

[57] KASWIN BONNEFOND D. La Réaction Thérapeutique Négative et la Trace, Société Psychanalytique de Paris, online.

simple apparemment et, toujours apparemment, de moins dangereux : le fait qu'un médicament ait, « psychologiquement », un effet négatif étranger à sa constitution chimique. Mais peu importe : la théorie exposée ici suppose que de tels phénomènes soient possibles, qu'ils soient liés à la destructivité propre à l'appareil psychique de tout un chacun, et qu'ils soient efficaces en mobilisant les traces traumatiques présentes, elles aussi, en chaque être humain. J'ajouterai seulement que la destructivité n'appartient pas seulement aux psychismes individuels. Elle est aussi celle du collectif, des institutions collectives, parmi lesquelles, évidemment, l'institution médico-hospitalière.

C'est cela même que nous apprend la théorie traditionnelle de l'agression sorcière. Mais d'abord, peut-on utiliser une théorie « endogène », c'est-à-dire provenant de la pensée traditionnelle, en dehors de son cadre d'origine? Je pense que c'est possible. C'est même souvent fécond, à condition de se garder d'écueils nombreux, et d'adopter une méthodologie rigoureuse. Il faut d'abord définir ce qui, dans la théorie endogène, relève de l'universel, et donc la débarrasser d'éléments de croyance et de représentation qui n'ont de sens que dans le contexte culturel où elle est formulée. La sorcellerie est attestée dans toutes les sociétés, sous des noms divers, et surtout avec des représentations multiples, faites d'images qui frappent l'imagination: en Europe, le sabbat, le diable fornicateur au corps de bouc, en Afrique l'oiseau de nuit, pour ne donner que ces exemples. Mais il y a les éléments fondamentaux, dont on peut supposer qu'ils ont une importance transculturelle. Ce sont:

1) l'avidité pour la vie des autres
2) le lien à l'oralité
3) l'opposition à la société organisée
4) l'organisation collective en « contre-société »
5) la figure de la mauvaise mère
6) l'incarnation du Mal.

Deux pistes d'analyse s'offrent à nous: l'une est sociologique, car le mal organisé est un problème social. Il existe en effet des gens qui pratiquent des rites sorciers (pensons aux rituels dont sont victimes les albinos dans certaines sociétés d'Afrique), mais cette particularité masque le fait que partout, dans le monde, les pires horreurs sont commises par des groupes organisés, au nom du pouvoir et de l'argent. Deux des six caractéristiques ci-dessus sont explicitement sociologiques: l'opposition à la société et l'organisation collective. A priori, la société se pense bonne. Elle rend légitime sa propre pratique sociale, et renvoie le Mal à l'extérieur d'elle-même, chez les peuplades voisines (dont les sociétés initiatiques sont considérées facilement comme des sociétés sorcières) ou, à la rigueur, vers la part maudite d'elle-même, celle qui se rassemble la nuit dans la zone où l'on jette les ordures, à la frontière entre l'humain et l'inhumain. Cela met en évidence un trait essentiel à toutes les cultures humaines: élaborer une *idéologie auto-justificatrice*. Car à l'inverse, ce qui s'oppose à l'ordre social est pensé, a priori, comme mauvais. Cette dichotomie commode, par ailleurs universelle, nous empêche de penser le mal *en soi*, celui qui est partout, autant en nous qu'autour de nous, et autant autour de nous que loin de nous. Mais en attendant, la représentation sorcière sert à renforcer l'illusion que le mal est chez l'autre.

Paradoxalement, la représentation sorcière peut nous aider aussi à penser notre mal intérieur. Quand j'étais au Sénégal, je me suis longtemps demandé si l'on y trouvait des traces de culpabilité vécue, sous forme d'un questionnement du type : *«Ne serais-je pas sorcier(e) moi-même ? »*. La réponse est certainement positive. Les cas de Seynabou et de Doudou (chapitre 2) en sont des exemples. Ces gens se sentaient coupables, mais ils éprouvaient leur culpabilité sous la forme que revêtait chez eux la représentation sorcière, mélangée à d'autres représentations. Pour d'autres, le fait de participer à des groupes semi-clandestins qui pratiquent des rituels de magie noire, permet sans doute d'assumer le mal en se servant de la sous-culture auto-justificatrice des groupes en question. Peut-être cette affiliation leur sert-elle surtout à échapper, en tout ou en partie, à leur culpabilité. Quand on en vient à admettre que le mal fait aussi partie de soi-même, il s'ouvre une autre piste, qui est psychologique. Elle doit rendre compte des quatre caractéristiques restantes : l'avidité, le lien à l'oralité, le lien à la mauvaise mère, l'incarnation du mal.

Nous ferons appel à l'une des caractéristiques majeures de l'agression sorcière, à savoir l'oralité, le lien à la nourriture. Le sorcier « mange » sa victime. Mais il est aussi celui/celle qui donne à manger. L'image est celle d'une nourriture mauvaise incorporée par la victime. Dans son corps (et pour nous, il ne s'agit pas du corps physique, mais de l'image du corps), elle peut être digérée, expulsée, ou rester là sans subir de modifications. Dans le premier cas, la victime devient elle-même un sorcier, et entre dans la contre-société. Dans le second, la victime est assez forte pour ne pas subir de préjudice. Dans le troisième, elle conserve le mal en elle, et en subit toute la nuisance. Cette présentation des choses évoque à n'en pas douter la théorie du trauma psychique (voir aussi : chapitre 8). Elle la complexifie cependant, en introduisant à côté de la résilience et de l'état de souffrance traumatique une troisième possibilité : celle de la transformation de la victime en bourreau.

La traduction métapsychologique de l'anthropophagie sorcière est donnée par Freud lui-même dans un écrit de 1919 [58] : il compare l'appareil psychique à une sorte d'amibe, dotée d'une membrane qui isole son protoplasme du milieu extérieur, et capable d'utiliser sa membrane pour englober un corps étranger, le plus souvent dans le but de s'en nourrir. Mais si le corps étranger n'est pas assimilable, il arrive qu'il empoisonne la cellule ou, dans le meilleur des cas, qu'il subsiste inchangé, inassimilé mais inoffensif, et qu'il s'enkyste dans une microcellule à l'intérieur de la grande. Cette métaphore a l'avantage de nous donner une

---

[58]FREUD S., Au-delà du principe de plaisir (1919), in : *Essais de Psychanalyse*, Paris, Payot, 1965.

représentation qui convient à la fois à l'agresseur et à la victime de l'agression : tantôt on mange, tantôt on est empoisonné. L'image est la même. Elle fait comprendre aussi à quel point les deux positions sont semblables, celle de l'agresseur et celle de la victime, non certes dans la réalité, mais sous l'angle métapsychologique, fantasmatique et clinique.

La théorie africaine de l'agression sorcière nous dit donc qu'il existe chez certains êtres humains, et virtuellement chez tous, un désir et une capacité de détruire l'autre, et que cette capacité est d'autant plus efficace qu'il existe chez cet autre une blessure dissimulée, jusque là bien compensée, une *disposition à se laisser détruire*. Elle nous dit aussi que cette capacité peut utiliser, et utilise effectivement, des objets maléfiques pour parvenir à ses fins. Chose étrangère, par principe, à la psychanalyse, mais fort présente dans la médecine, qui utilise couramment des objets (médicaments, mais aussi instruments de chirurgie, et que sais-je encore…). Elle nous renvoie donc à l'effet *nocebo*, et lui fournit en quelque sorte le cadre théorique qui jusque là lui faisait défaut.

Diagnostic et divination

Le guérisseur procède par divination. Il n'a pas à poser de questions à son patient. S'il en posait, il ferait la preuve de son incompétence. Il regarde, parfois il touche, il palpe, il respire, et il sait. Il sait, tout au moins, l'essentiel. Les détails, il les découvre souvent dans un état de transe qu'il provoque par le jeûne, par la prière, par l'usage de substances psychotropes, par le rêve dirigé. Mais ces détails apportent des précisions, des nuances; jamais ils ne contredisent l'intuition primordiale. A l'opposé de ces pratiques traditionnelles, le médecin, comme d'ailleurs le psychanalyste, affirme haut et clair qu'il ne sait rien, rien de particulier en tout cas, concernant son patient. Ce qu'il sait sont des choses générales sur la maladie, des choses qui le guident, certes, mais qui ne lui apportent que des pistes de raisonnement, des *guidelines*. Le diagnostic est affaire de constatations factuelles, d'hypothèses, de vérifications. Rien ne paraît plus différent que ces deux méthodes, qui pourtant doivent dans l'un et l'autre cas conduire à nommer la maladie, à déterminer ses causes, à définir un traitement. Et pourtant, les deux méthodes donnent bien des résultats, même si leur efficacité n'est pas superposable. Elles ont chacune leur domaine de validité, qui sont centrés différemment et ne se recouvrent que sur leurs marges. Les troubles mentaux que l'on disait naguère *fonctionnels*, les névroses, les psychoses, sont indiscutablement à la marge. Le psychiatre et le guérisseur traditionnel sont dès lors des concurrents potentiels, et dans bien des pays ils sont devenus des concurrents effectifs. Certes, l'hégémonie culturelle des méthodes qui se réclament de la science met les guérisseurs en position d'infériorité. Malgré cela, les méthodes traditionnelles se maintiennent, réussissant même çà et là à reprendre la main. En Europe de l'Est et dans l'ancienne URSS, par exemple, là même où le scientisme avait longtemps affirmé sa prétention la plus extrême grâce à l'alliance idéologique qu'il avait conclue avec le matérialisme dit *dialectique, historique* ou *scientifique*, il bénéficie aujourd'hui, comme d'ailleurs la religiosité, d'un renouveau de prestige lié à l'échec, peut-être provisoire, du marxisme [59].

La comparaison devrait en tout cas nous apprendre une chose : il ne faut pas confondre le discours par lequel une science se décrit elle-même et par lequel, en quelque sorte, elle se justifie, avec la réalité de sa pratique. Nous savons cela fort bien de certaines pratiques que nous voyons se développer sous nos yeux, et qui demeurent marginales par rapport au courant scientifique dominant. La kinésiologie et l'homéopathie, par exemple, ont des résultats ; elles les expliquent par des théories qui sont loin d'être démontrées, que l'on peut accepter ou rejeter, qui ont l'avantage d'être cohérentes par rapport au système qui les régit, mais aussi

[59]KHASKELBERG M., *Des lieux de soins alternatifs où se construisent des altérités communes. Représentations de la maladie et du traitement chez les guérisseurs citadins et leurs patients en Russie,* Thèse Doctorat en Psychologie, Faculté de Psychologie et des Sc. de l'Education, Un. Cath. Louvain, Louvain-la-Neuve, 2012.

l'inconvénient de n'avoir aucune pertinence par rapport à une approche théorique plus globale. Elles ne convainquent, dès lors, que les convaincus. Par contre, les résultats qu'elles recueillent sont souvent impressionnants. Mais ne peuvent-ils pas relever d'un autre type d'explication ? De même, les résultats tout aussi impressionnants de la médecine des chamanes ne doivent pas nous obliger à adhérer, parce qu'ils existent, aux croyances qui les sous-tendent. La description, que je viens de faire, des méthodes « diagnostiques » qu'ils utilisent, pourrait être elle aussi sujette à caution. Elle pourrait n'être qu'une apparence, l'apparence qu'ils veulent donner à leur pratique, plutôt qu'une réalité. La chose mérite examen. Mais, de la même façon, il convient de soumettre la pratique de la médecine scientifique, des techniques psychothérapeutiques, de la psychanalyse, à un examen tout aussi rigoureux. C'est de bonne guerre, et c'est conforme à notre exigence culturelle du doute systématique. Que donne cet examen ? Il montre, et je vais m'expliquer là-dessus, que toutes ces démarches, qu'elles soient scientifiques ou non, sont loin d'être dans la réalité aussi contradictoires que leur discours théorique le prétend. Je ne veux pas les renvoyer dos à dos, encore moins les confondre. Il est vrai que leur visée reste essentiellement différente. Mais les pratiques sont souvent plus proches qu'on ne le croit.

Le guérisseur utilise en fait une démarche empirique : il pratique par essais et erreurs. Le système classificatoire qu'il utilise est très souple : aucune des catégories n'exclut aucune des autres, de sorte qu'en cas de besoin, si le premier « diagnostic » ne donne pas les résultats escomptés, si la réponse du patient et de son entourage est négative, il est possible de glisser insensiblement vers une catégorie plus prometteuse. Donnons un exemple tiré du contexte culturel wolof, que le lecteur connaît déjà : *des éléments probants font penser à une attaque sorcière, le guérisseur y fait allusion, mais il perçoit alors une opposition sourde. Quelque chose ne tourne pas rond, peut-être l'allusion est-elle trop claire, peut-être le drame familial va-t-il éclater. Il faut freiner. C'est facile : il y a bien eu un sorcier, mais celui-ci a confié le fit (la force vitale) à un djiné... qui l'a caché quelque part, et peut-être ne se souvient-il plus lui-même de l'endroit où il l'a mis. Toute l'attention se portera désormais sur le djiné : il faut qu'il rende le fit au sorcier d'abord, avant que l'on ne puisse s'occuper de ce dernier.* On a donc le temps de réfléchir à la stratégie thérapeutique. Ce faisant, on est passé d'un trouble aigu à une maladie chronique. Tout est différent, mais le guérisseur ne s'est pas dédit. L'obligation où il se trouve, de paraître tout savoir sans s'être enquis de rien, est une contrainte terrible, mais il sait parfaitement y faire face. Comme tous les devins du monde, il pratique l'art d'utiliser des informations que son client lui donne sans s'en apercevoir. Les réactions du patient, et celles de son entourage bien plus encore, le guident à chaque pas. Mais il ne peut pas le dire, ni même en donner l'impression. Pourtant, il serait totalement faux de réduire l'art du guérisseur à une simple habileté manœuvrière. Son intuition initiale est rarement fausse. Je l'ai moi-même testée, en faisant rencontrer un groupe de patients par I. Tabane, et en constatant que ses déclarations correspondaient remarquablement à leur psychodynamique, que je connaissais bien [60].

Deux éléments me semblent importants, pour comprendre la nature et le fonctionnement du mécanisme intuitif. Le premier, c'est le fait que le guérisseur fait un large appel à sa première impression. Face à quelqu'un que nous ne connaissons pas, nous en avons tous une première impression, que notre éducation nous a habitués à refouler. Nous nous en méfions par principe, et cherchons à la remplacer par une connaissance expérimentale. Comme le dit un proverbe flamand, nous pensons qu'il faut manger des kilos de sel avec quelqu'un pour bien le connaître. Mais souvent, après avoir mangé ces kilos de sel, nous constatons que la première impression était la bonne, et nous y revenons. Certaines personnes ont d'ailleurs une connaissance intuitive

---

[60] D. SCHURMANS, S. BA, I. TABANE, Significations psychodynamiques et fonctions culturelles des interprétations traditionnelles wolof des maladies mentales, *Psychopathologie Africaine,* 1972, 7/1, 57-98.

d'autrui particulièrement fine. C'est le cas notamment des paranoïaques et de nombreux schizophrènes, à ceci près que leur sensibilité extralucide s'exprime chez eux par des propositions délirantes, c'est-à-dire par un discours faux, reposant sur une intuition vraie. Le guérisseur, lui, ne délire pas. Il possède la même sensibilité extralucide que les psychotiques, mais il l'exprime par un discours véridique : tout comme le paranoïaque, il fait confiance à sa première impression, mais l'interprétation qu'il en donne est conforme au système de croyances du groupe auquel il appartient. Il peut dès lors la partager avec autrui, sans donner l'impression de délirer. Le second élément est précisément l'usage qu'il fait du système culturel comme d'une grille interprétative, adéquate parce que conforme aux attentes des gens, et surtout parce que le patient lui-même s'en inspire pour construire ses symptômes et ses croyances.

Un mot sur cette notion de grille interprétative. Nous nous en servons tous. Au sens le plus général, la culture est une grille interprétative destinée à comprendre le monde. Dans une acception plus restreinte, une nosographie est une grille interprétative permettant de comprendre et de diagnostiquer les maladies. Les méthodes de divination en sont aussi : si nous utilisons le tarot, par exemple, nous constatons que le symbolisme des cartes nous fait des suggestions ambiguës, polysémiques, parmi lesquelles nous choisirons celles qui nous paraissent les plus proches de ce que nous savons du client ; mais en même temps, ce symbolisme féconde notre imagination et nous rend capables de dire des choses que nous ignorions, qui se révèlent justes, et que nous serons nous-mêmes fort surpris, après coup, d'avoir pu découvrir. Il est possible que de nombreux tests projectifs, comme le Szondi ou le Rorschach, fonctionnent en tout ou en partie de la même façon. Et si nous admettons que le patient fabrique ses symptômes en fonction de sa psychodynamique personnelle, il faut ajouter qu'il le fait aussi en utilisant une symbolique culturelle qu'il partage avec sa famille, avec la société dont il fait partie. Lui aussi, il utilise sans le savoir une grille interprétative qui agit dans le cas présent comme une *grammaire générative* [61]. Quand la grille interprétative du thérapeute correspond à la grammaire générative du patient, l'interprétation est aisée et pertinente.

Cette réflexion nous permet de jeter un pont entre la pratique des guérisseurs et celle des thérapeutes occidentaux. Les uns et les autres cherchent à comprendre le processus par lequel le patient construit ses symptômes. Ils utilisent pour ce faire un appareil conceptuel qui s'enracine dans la culture commune au thérapeute et au patient. On y trouve des éléments particuliers, propres à une culture donnée, qui font que l'efficacité d'un traitement est d'autant plus grande que les éléments culturels partagés sont plus nombreux. Et aussi des éléments universels, qui font que l'efficacité n'est pas nulle, même quand la culture est différente.

Dans toute approche thérapeutique, nous pouvons distinguer des procédés *spécifiques* et des procédés *aspécifiques*. Les premiers sont propres à la méthode utilisée, et sont fournis par la théorie de référence. Par exemple, un acupuncteur pique ses patients en des points précis qui lui sont indiqués par une théorie des méridiens corporels, et de la circulation de l'énergie Qi. Ce procédé (qu'il se révèle efficace ou non) n'a pas de sens en dehors de la théorie qui l'a fait naître. Si d'aventure, il se révélait que la théorie en question était fausse, alors que le résultat est avéré, il faudrait trouver une autre théorie capable d'en rendre compte aussi bien que la première. Les procédés aspécifiques sont beaucoup plus généraux, et communs à plusieurs méthodes thérapeutiques sinon à toutes. L'exemple en est la suggestion.

La plupart des méthodes thérapeutiques traditionnelles se basent fortement sur la culture des sociétés qui les pratiquent. Elles invoquent à l'appui de leurs résultats une théorie spécifique. Les observateurs extérieurs, s'ils constatent les mêmes résultats,

---

[61]La notion de grammaire générative est inspirée de Noam CHOMSKY : la grammaire d'une langue doit décrire les mécanismes logiques (linguistiques et psychologiques) qui permettent à un locuteur d'augmenter progressivement sa compétence par l'acte de langage lui-même.

tendront à les expliquer par l'usage de moyens non spécifiques. La question est alors de déterminer si la spécificité des résultats est suffisante pour que les moyens non spécifiques soient incapables d'en rendre compte.

Médicament et talisman

Un médicament est, en principe, une substance physiologiquement active, utilisée pour ses propriétés dans la mesure où elles s'avèrent favorables à la santé. Il est aujourd'hui assez largement admis que parmi les substances délivrées sous ce nom, un grand nombre sont en fait inactives, ou peu actives et dès lors, inefficaces. Or ce sont souvent des produits qui ont joui d'une grande popularité parmi les praticiens comme parmi les utilisateurs. Mais le fait que « le client soit satisfait » ne suffit plus pour la médecine moderne – qui connaît l'effet placebo, mais refuse par principe de l'étudier pour lui-même, n'en faisant qu'un repoussoir. La médecine progresse, mais elle est loin de tout connaître et elle le sait. De tout temps, elle a possédé un côté empirique, pour lequel ce qui fonctionne bien, sans être nuisible, peut être utilisé en thérapeutique, et une exigence scientifique, pour laquelle il est nécessaire de savoir pourquoi un traitement est efficace. De plus en plus, elle veut que l'efficacité soit prouvée par des études en double-aveugle *versus placebo*. Elle apprécie aussi le fait que les mécanismes d'action physiologiques soient connus : ce principe est excellent, mais ne peut être vérifié pour tous les médicaments efficaces, loin de là ; car prouver l'efficacité d'un médicament est une chose malaisée. Tout ce qui n'est pas prouvé n'est pas faux pour autant. Depuis l'avènement de l'*evidence based medicine*, la tendance est pourtant de refuser l'usage de ce qui n'a pas pu être prouvé utile. J'ai participé un jour à quelques séances d'une *conférence de consensus* sur les antidépresseurs. Les conclusions d'une revue exhaustive de la littérature, en la matière, sont assez désarmantes : ce que l'on arrive véritablement à prouver est une très faible partie de ce que les psychiatres considèrent empiriquement comme vrai, et si l'on devait s'en tenir à cela, la pratique médicale en serait terriblement appauvrie et les malades, indiscutablement moins bien soignés. Des considérations économiques s'en mêlent : supprimer les médicaments dont l'efficacité n'est pas prouvée représente une économie considérable. Le problème est qu'on ne trouve que ce que l'on cherche ; dès lors, de nombreux médicaments efficaces risquent de passer à la trappe, simplement parce que les chercheurs négligent de s'y intéresser. À l'inverse, des médicaments font l'objet de nombreuses recherches parce que les laboratoires pharmaceutiques désirent les imposer : ce sont souvent les plus chers. On saisit sans peine le vice logique qui sous-tend l'ensemble de ce processus. C'est pourtant celui qui régit la médecine actuelle.

Pour autant, il ne peut être question de renoncer à l'investigation expérimentale. Pour sortir de l'impasse, il n'y a qu'un seul moyen, c'est de définir autrement la notion d'efficacité. A-t-on déjà songé, comme Francis Martens [62] le suggérait dès la fin des années 70, à rechercher l'efficacité d'un placebo de façon positive, comme s'il s'agissait d'un médicament, tout en sachant bien qu'il s'agit d'une substance inactive en tant que telle ? La substance est inactive, mais l'effet, lui, est bien réel et doit être mesurable. Bien sûr, il ne peut être question d'imaginer une procédure *placebo versus placebo*... Mais si l'on parvenait à constater et à mesurer l'effet placebo, on devrait alors se poser la question des mécanismes physiologiques qui le fondent. Et c'est un domaine de recherche immense qui s'ouvrirait tout à coup : celui de la réponse du corps à des stimulations neutres. Curieuse notion ! Il y a indiscutablement stimulation, et il y a réponse. La stimulation est dite neutre parce qu'il ne devrait pas y en avoir... A quoi donc le corps répond-il ?

---

[62]MARTENS Fr. Communication personnelle, et : Placebo et effet placebo, in MARZANO M., *Dictionnaire du Corps,* Paris, PUF, 2007.

Plusieurs possibilités s'offrent à l'esprit :

- le corps pourrait répondre en fonction d'une « attente » préexistant à la stimulation (à la limite, dans ce cas, n'importe quelle stimulation pourrait faire l'affaire) ;
- il se pourrait aussi que le corps réponde seulement à un type de stimulation qui par expérience, s'est révélée efficace (par exemple, pour un Occidental, la prise d'un comprimé) ;
- il se pourrait que l'expérience ne soit pas nécessairement celle du corps de ce malade-là, mais celle de son entourage (cette sous-hypothèse fait intervenir l'attente d'autrui, celle du thérapeute par exemple, et aussi celle de la famille ou de l'entourage immédiat) ;
- il se pourrait enfin que le facteur déterminant soit la signification symbolique de la stimulation (c'est probablement le cas, pour l'Occidental, des stimulations de type médical, et pour d'autres, de la pose d'un gri-gri).

Ces différentes hypothèses ne sont pas mutuellement exclusives. Elles peuvent s'additionner et se renforcer. Une question essentielle se pose alors : la réponse peut-elle être parfois spécifique, c'est-à-dire différente selon la nature de la stimulation ? Si l'on en tient pour l'une des deux premières hypothèses, on doit opter pour la négative : en d'autres termes, quelle que soit la nature de la stimulation, la réponse sera identique, ou tout au moins, elle ne dépendra que de la maladie qui affecte le patient. Si on fait l'une des deux dernières hypothèses, on s'attend au contraire à ce que la réponse varie en fonction du type de stimulation réalisée : tel gri-gri sera efficace sur tel symptôme, pas sur tel autre. Prenons l'exemple des médicaments homéopathiques. Ils sont différents les uns des autres par la substance qui entre dans leur composition, mais la dilution est telle que la chance statistique d'y trouver une molécule de la substance en question est quasi nulle. La théorie homéopathique affirme d'ailleurs que l'efficacité augmente en fonction de la dilution, ce qui est absurde au regard de la physiologie, ou tout au moins de ce que l'on en connaît. C'est moins absurde si l'on fait la quatrième hypothèse, car un symbole ne se dilue pas. Mais alors, il faut admettre que le corps possède une gamme de réponses particulièrement différenciée, en fonction de la valeur symbolique de chacune des substances utilisées. Et cela, c'est proprement vertigineux.

L'objet thérapeutique, dont les guérisseurs traditionnels font un usage constant, est construit conformément à notre quatrième hypothèse : la valeur symbolique de la stimulation est primordiale. Mais voyons-y de plus près. Remarquons d'abord que l'objet peut contenir des plantes actives. Pourquoi pas ? Un certain empirisme utilitaire préside sans doute à la sélection de certaines traditions. D'ailleurs, la pharmacopée européenne a conservé de nombreux simples qui, au départ, avaient été choisis en fonction de la *théorie des signatures,* basée sur l'idée que le Créateur disséminait dans la nature des signes indiquant l'efficacité d'une plante donnée sur une maladie donnée (une plante au suc jaune, par exemple, pouvait être efficace contre la jaunisse). Et parfois cela se révélait véridique. Mais le principe de fabrication des talismans et des gris-gris, des objets thérapeutiques en général, est tout à fait étranger à l'efficacité empirique. Il se base sur un vaste système de correspondances symboliques. J'aime comparer, du point de vue du principe de composition, la fabrication d'un talisman au sac appartenant au guérisseur lui-même, et contenant un bric-à-brac d'objets hétéroclites qui sont la source, le témoignage et le soutien de son pouvoir. Ou encore, au tas d'objets qui à l'issue d'une séance de divination sont rassemblés en faveur du consultant. Ces objets, dans un cas comme dans l'autre, *symbolisent la relation permanente ou conjoncturelle qui existe entre l'homme concerné et le monde surnaturel.*

Cette formulation s'applique aussi aux talismans chrétiens ou musulmans, mais de façon bien plus manifeste aux talismans animistes.

Dans le monde chrétien, le talisman existe sous la forme d'un symbole religieux que l'on porte sur soi ou que l'on met au mur, une médaille, une feuille de papier porteuse d'une prière particulière (dans la mesure non nulle où l'on en attend une protection) ; il est le plus souvent en rapport avec l'histoire spirituelle du porteur. C'est ce qu'on appelait, qu'on appelle parfois encore « avoir une dévotion particulière pour St N., pour la Vierge de M. ». Des formes de talismans beaucoup plus élaborées ont existé, mais elles sont difficilement dissociables d'une spiritualité parallèle à la religion officielle, d'origine rurale et plutôt païenne, hétérodoxe, voire sorcière.

Dans le monde musulman, la même coexistence entre la religion et les survivances païennes existe, mais il existe aussi et même surtout des talismans coraniques, paroles de Dieu, insoupçonnables. Reste que le choix du verset coranique dépend du problème pour lequel on a consulté le *fqih*, et de la cause alléguée. Il ne sera pas le même si le problème est un *jinn* ou s'il s'agit d'un mauvais sort.

Dans le monde dit animiste, les choses sont beaucoup plus explicites : prenons pour exemple la consultation de l'oracle de Fa, dans le culte yorouba (cf. chapitre 6). Il va déterminer très précisément les forces surnaturelles qui s'exercent sur le consultant, à l'instant présent ou d'une manière permanente. Selon la nature de ces forces, le devin se fait apporter différents objets : des plantes, des animaux, des substances diverses, qui symbolisent ces forces. Certains de ces objets seront consommés, les animaux sacrifiés, non sans avoir subi d'abord des pratiques rituelles qui les consacreront. Des plumes, des poils des animaux sacrifiés, des échantillons des plantes et autres objets, seront remis au consultant avec l'indication de l'usage qu'il doit en faire. Certains seront cousus dans un talisman qu'il portera sur lui, d'autres seront enterrés, ou déposés quelque part dans sa maison, ou sur la tombe de ses ancêtres. L'important, c'est qu'ils racontent l'histoire spirituelle de la personne concernée, ses rapports avec les *orisha (vodoun)*, en fonction du système de correspondances symboliques régissant l'univers religieux yorouba.

Le talisman est donc un *médicament du symbolique*. Exprimant la position particulière du sujet par rapport à l'univers surnaturel, il fait davantage : il exerce sur les forces nocives une contrainte symbolique. Il faut admettre, en effet, que le symbolique a un effet. Nous étudierons ce point dans le chapitre suivant, grâce à un article de Claude Levi-Strauss. Contentons-nous d'un exemple : dans le domaine du réel, l'impuissance sexuelle d'un homme se décline dans le domaine du symbolique comme un jeu par lequel une divinité, qui aime se jouer des hommes, l'a pris pour cible. Le talisman prend ici la forme d'un tabou alimentaire : interdiction de manger d'un animal connu pour être, comme le dieu incriminé, un acharné du coït. Amusons-nous du raisonnement, inverse de celui qui fait consommer de la corne de rhinocéros par tant d'Asiatiques : ici, le symbole phallique est proscrit (tabou alimentaire du coq). Pas de compétition avec le dieu, mais une stratégie par laquelle on détourne son attention et le laisse se chercher d'autres victimes.

Psychothérapie et manipulation symbolique

Que fait-on d'efficace lors d'une psychothérapie ? Quand on constate une amélioration, est-on sûr que la raison en soit celle qu'indique la théorie dont le thérapeute se réclame ? Le plus souvent, il n'y a aucune certitude à cet égard. Les mêmes effets peuvent s'interpréter logiquement de plusieurs façons différentes. En s'en tenant au cadre psychanalytique, il est déjà difficile de savoir si les effets constatés sont dus, par exemple, à la validité d'une interprétation ou à des phénomènes transférentiels. Mais on pourrait tout aussi bien les attribuer à des mécanismes de suggestion, ou à des phénomènes d'ordre cognitif, qui ne font pas partie du même cadre mais existent indéniablement dans toute pratique psychothérapeutique, même analytique.

Je ne prétends pas dire par là que la théorie est inutile : elle fournit certainement à l'action du thérapeute une ligne de conduite, une cohérence. Elle ne lui donne pas pour autant la moindre certitude quant au mécanisme qui dans un cas précis a permis l'amélioration. Il arrive, heureusement, que les associations du patient fournissent après coup des arguments en faveur de l'hypothèse de travail du thérapeute, mais ce n'est pas à proprement parler une preuve. Le patient n'est pas idiot, il apprend par la pratique quelque chose de la théorie qui gouverne son thérapeute, et peut se prêter au jeu, dire ce qu'il faut, pour montrer qu'il a compris ce que le thérapeute a voulu faire. Dans une psychanalyse type, le cadre strictement appliqué est là pour empêcher certains mécanismes psychologiques non spécifiques, tels que la suggestion, de jouer un rôle trop important. Encore ne faut-il pas trop vite exclure la possibilité de leur occurrence. Mais dans une psychothérapie analytique , les choses sont déjà beaucoup moins évidentes, car le cadre est plus flou, et le patient n'est d'ailleurs pas toujours « analysable ».

D'où provient l'efficacité des guérisseurs ? Eux aussi disposent d'un cadre : c'est l'ensemble des croyances dont ils se réclament, et qu'ils partagent avec leurs patients. Ces croyances entraînent des contraintes logiques qui gouvernent leur travail : utiliser un processus de divination au lieu de poser des questions, agir d'une façon « psychosynthétique », c'est-à-dire modeler activement, par des moyens symboliques, le psychisme du patient et ses relations avec son entourage, respecter les croyances du groupe et choisir en fonction d'elles le mode d'intervention. On peut se poser à leur sujet les mêmes questions que pour les thérapies occidentales: l'efficacité constatée est-elle due à leur théorie (c'est-à-dire à leurs croyances) ou peut-elle être mieux expliquée par une théorie étrangère, par exemple au fait qu'ils appliqueraient sans le savoir des mécanismes déjà connus des thérapeutes occidentaux ?

D'une façon générale, quelle est la relation entre théorie explicative et efficacité pratique ? Il est impossible de répondre à ces questions de façon péremptoire. Il faut observer les faits, envisager toutes les hypothèses, et voir celle qui répond le mieux, c'est-à-dire de la façon la plus économique, aux faits observés. Nous allons prendre comme exemple la cure de Ndiari, que Maurice Dorès nous montre dans son film « *Boroom xam-xam* ». Il s'agit d'une jeune femme souffrant d'une psychose puerpérale attribuée, par le guérisseur Tabane, à l'activité sorcière de son mari. La folie s'est déclarée brusquement, et de façon spectaculaire, après l'accouchement. La présence de l'enfant pose en effet le problème de son appartenance, ce qui peut aggraver les tensions intrafamiliales. Dans la société wolof, l'enfant appartient au clan du père, mais cette tradition n'est pas toujours bien acceptée. Dans ce cas-ci, le mari apparaît isolé face à la famille maternelle. Dorès nous dit [63] de lui qu'étant *« inscrit professionnellement dans la vie industrielle, (il) niait non seulement l'autorité de la mère mais encore les traditions qu'elle voulait transmettre »*. Dans beaucoup de cas, les soupçons vont se porter sur un membre de la famille maternelle, quand celle-ci se refuse à la loi générale du patriarcat. Dans ce cas-ci, par contre, en raison sans doute d'un rapport de force défavorable au clan paternel, c'est le mari qui est soupçonné de sorcellerie. Cependant, le groupe n'est pas prêt à entendre formuler un tel soupçon, qui met en cause l'alliance matrimoniale. Plusieurs *marabouts* ont déjà été consultés sans succès, avant que Tabane ne soit appelé. Les raisons de leur échec sont claires. Le premier a voulu donner à la patiente un médicament, après quoi elle dirait le nom de celui qui l'avait *mangée* : ce faisant, le marabout annonçait une vérité trop menaçante pour l'équilibre du groupe. Ndiari elle-même n'était pas prête à entendre cette vérité. Elle répondit : « Si je le nomme, je meurs ». Le second a dit qu'il ne la soignerait pas si son mari la gardait : lui aussi s'est disqualifié par une attitude trop directe. Le troisième, qu'il ne pouvait pas la traiter : sans doute avait-il lui aussi deviné une vérité trop gênante. Le quatrième l'a conduite à l'hôpital, refusant de se compromettre, mais là, la maladie s'est aggravée. L'intelligence et le savoir-faire de Tabane se manifestent en ce que, s'il devine

[63] Maurice DORES, *La femme village*, L'Harmattan, Paris, 1981, p.37-40.

la même chose que les autres, il met en place une thérapie où la divulgation de la vérité sera progressive, et assortie d'une stratégie de réconciliation. Il prend d'abord chez lui la patiente, sa mère et son mari. Il ne menace pas de nommer le coupable. Il le désigne symboliquement, sans le nommer, en demandant au mari de manger une chèvre, qu'il a fait tourner trois fois autour de Ndiari. La phrase *« Mange cette chèvre plutôt que de manger ta femme »* n'est pas dite, mais suggérée. Puis il fait une fumigation contre les sorciers, et le mari s'en va : c'est un aveu, et pourtant rien n'est dit. A partir du moment où le mari s'est lui-même reconnu coupable, Tabane peut se permettre d'être plus explicite. Il demande au mari ce qui est préférable : un homme qui a une femme ou un homme qui n'en a pas. La réponse est évidente : c'est un homme qui a une femme. Réponse culturellement conforme, qui montre, cependant, que si le mari accepte implicitement l'accusation, il accepte aussi de rester marié, donc de laisser sa femme en vie. TABANE demande alors au mari de faire cuire la chèvre, et de la manger *avec sa femme*. C'est sans doute l'étape essentielle : la scène symbolise l'agression sorcière, où le sorcier donne à sa victime la *viande de nuit* qui la met en son pouvoir, mais elle a lieu sous le contrôle du guérisseur, et avec de la viande qu'il a lui-même consacrée et qui est, dès lors, inoffensive. Elle devient un rituel de réconciliation, quand il associe finalement au repas la mère de Ndiari. Après quoi, il rend celle-ci à son mari. Par cet ensemble d'opérations symboliques, il réussit à *« faire accepter par la famille le mari « blanchi » par le séjour chez le guérisseur »*. Ndiari a été guérie.

Que voyons-nous ? Les croyances forment la toile de fond. Elles fournissent à la fois un cadre explicatif aux phénomènes, ici la sorcellerie, et aussi tout un lexique symbolique, dont la chèvre est la figure centrale. TABANE lui donne plusieurs rôles :

1. En tant que *corps animal*, double symbolique du corps humain, la chèvre prend le mal de Ndiari en tournant trois fois autour d'elle [64].
2. En tant *qu'animal des marges*, la chèvre évoque la sorcellerie, mais de façon allusive et aspécifique.
3. En tant que *viande cuisinée*, la chèvre évoque le monde sécurisant de la mère (les viandes sorcellaires nous sont dépeintes soit comme crues, soit comme cuites *avec leur peau*).
4. En tant que *viande ingérée*, la chèvre évoque cependant le danger immanent à l'alimentation, la *viande de nuit*.

On assiste à un ballet, faisant alterner l'évocation du danger avec l'affirmation de la sécurité. Peu à peu, le danger se familiarise, et la sécurité s'installe. On sait d'ailleurs le rôle cathartique de l'aveu. Partout en Afrique, le sorcier qui avoue est à moitié pardonné : il suffit de quelques rites pour qu'il perde son pouvoir de nuisance, au contraire de celui qui nie. La réconciliation est le but : contrairement aux croyances qui font du sorcier un mal absolu, Tabane sait donc parfaitement que le mal est relatif. Relatif à une situation conflictuelle qu'il faut aménager.

Il existe donc une tension féconde entre croyance et réalité : la croyance décrit la réalité, mais la réalité est irréductible à la croyance. Le guérisseur sait cela, les consultants ne le savent pas. Le guérisseur semble agir en fonction de la croyance, alors qu'en fait il la « manipule » pour obtenir un effet sur la réalité. En cela réside sans doute le secret de son pouvoir.

Théorie et croyance

Dans le monde scientifique, la fonction de la théorie est ambiguë. Elle se prétend vraie, et exige l'adhésion de ceux qui s'en réclament (il suffit de voir les anathèmes qui frappent ceux qui

---

[64] Comme dans la *limpia del cuy* dans les Andes centrales : là c'est un cochon d'Inde, promené sur le corps du malade, qui se charge de son mal.

prétendent s'en affranchir). Pourtant, il existe une *méta-théorie* qui affirme haut et clair que toute vérité est provisoire, et sera controuvée un jour. À ce que la science considère comme vérité intangible, elle donne le nom et le statut de *loi.* En principe cependant, même les lois scientifiques sont susceptibles d'être révisées si de nouveaux faits, dûment reproduits, forcent les savants à les abandonner. La seule loi véritablement intangible est celle qui affirme la primauté des faits d'expérience sur toute conceptualisation.

Dans le monde culturel, la fonction des croyances et tout aussi ambiguë. Le seul et même mot de croyance désigne à la fois la conviction la plus absolue, pour laquelle on donne sa vie, et les idées auxquelles on n'accorde que l'adhésion la plus floue. Le mot est même péjoratif quand il s'applique à la foi des autres. Est croyance tout ce qu'il y a de plus sacré dans une société. Est croyance, ce qui aux yeux du peuple procède de l'évidence première. Est croyance, ce qui ne peut être démontré, parce que pour démontrer il faut d'abord admettre le doute méthodologique. Est croyance, aussi bien, ce qu'il y a de plus relatif, car les populations se mélangent, et je sais que mon voisin, avec ses rites étranges et ses tabous absurdes, croit tout autre chose que moi. En outre, de tout temps et en tous lieux, il y a eu des esprits forts qui se permettent, à leurs risques et périls, de critiquer la foi dominante: ce sont eux qui font avancer le monde.

Au-delà de cette ressemblance entre théorie et croyance, les différences sont essentielles : la *méta-théorie* des croyances affirme, contrairement à celle de la science, qu'elles relèvent d'une vérité éternelle, celle de Dieu ou celle des ancêtres. Tout ce que l'homme peut faire avec l'intelligence dont il dispose, c'est de les comprendre mieux. La méthode employée pour faire progresser la connaissance est différente, et même opposée : dans le cas de la science, il s'agit d'une méthode expérimentale, essentiellement inductive (à partir de faits particuliers, induire des principes généraux, et puis les vérifier) ; dans le cas des croyances, il s'agit d'une méthode essentiellement déductive (à partir de principes généraux, sans avoir besoin d'expériences, déduire des applications particulières). Dans le cas de la science, la loi est secondaire et tirée de faits d'observation. Dans le cas de la religion, la loi est première, issue de la tradition, ou encore, d'une révélation.

Mais dire cela, c'est admettre comme véridique ce que la science ou la religion affirment d'elles-mêmes. La réalité est plus complexe. Il y a une part d'empirisme dans les croyances religieuses, et une part de dogmatisme dans la science expérimentale. Montrons cela. La tradition religieuse yorouba repose, par exemple, sur une connaissance empirique du monde, tel qu'il apparaît aux populations concernées : connaissance des phénomènes naturels, des animaux et de leur mode de vie, des plantes et de leurs propriétés. Cette connaissance a permis d'élaborer un vaste système de correspondances qui attribue à tel animal, à telle plante, une parenté avec telle force surnaturelle, tel *orisha* [65] (manifestation du divin). Elle relève donc partiellement d'une démarche empirico-inductive. Dans une autre tradition, l'interprétation qui est donnée d'un texte sacré comme la Bible procède de l'expérience concrète que possède du monde une population donnée à un moment donné de son histoire : c'est pour cela qu'elle varie en fonction de l'évolution historique. Le fait de se réclamer d'un texte sacré impose logiquement une démarche déductive, mais l'interprétation (le *pilpoul* [66], l'*ijtihâd* [67]...) réintroduit une dose d'empirisme historique et social. A l'inverse, la science possède une dimension religieuse qui trahit peut-être les principes qu'elle s'est donnée, mais qui existe bel et bien, en exerçant même une force de

---

[65]Orisha : Dans le panthéon yorouba, les orisha sont les dieux. Ce sont aussi et surtout des *forces dotées d'une forme*, aussi multiple que soit cette forme. Ce sont des *modalités de ce qu'un phénoménologue appellerait l'Etre-au-monde.*

[66]Pilpoul : débat religieux, inséparable de la formation des rabbins juifs, et dont la caractéristique est d'être sans fin…

[67]Ijtihâd : réflexion visant à extraire des règles de conduite pratique du Coran, des hadith. Il y a été officiellement mis fin par un Calife abbasside au IIIème siècle de l'Hégire : preuve indirecte qu'il avait un aspect interprétatif.

contrainte très puissante. Les novateurs en font souvent la pénible expérience. L'être humain, et même le scientifique, éprouve un besoin profond de se réclamer d'une autorité incontestée. La principale différence qui demeure entre la démarche scientifique et la démarche des connaissances traditionnelles, c'est que la première seule se contraint à innover, à se dépasser elle-même continuellement. D'où les profondes tensions qui parcourent la science. En fait, il existe en son sein une série de niveaux hiérarchiques, auxquels on attribue un degré croissant de certitude relative. Seuls les degrés inférieurs se laissent bouleverser sans peine ni dommage. Toucher aux degrés supérieurs relève de l'inconscience, et se révèle suicidaire.

Il est possible d'aborder scientifiquement le monde des croyances. Ce qui est difficile, quand on s'y essaie, c'est de ne pas les réduire à un squelette sans âme. Pour être comprise, une croyance a besoin d'être mise dans un contexte interprétatif. La science s'intéresse aux faits. La croyance, en réalité, est un discours. On ne peut pas l'étudier valablement sans tenir compte de ce qu'elle nous dit sur le monde et sur l'homme, et ce qu'elle dit est incompréhensible sans le code culturel adéquat. Etudier scientifiquement les croyances, cela veut donc dire élargir la notion de fait, au contexte qui entoure le fait. Cela veut dire aussi donner un statut à la notion d'*acte langagier*. Cela veut dire enfin, accepter de perdre en certitude ce qu'on gagne en exactitude. Commentons ces trois points, sachant déjà que le dernier sera, pour le scientifique de stricte observance, le plus difficile à admettre.

- Un fait, dit-on, est plus important qu'un Lord Maire. L'expression britannique est vraie quand elle veut dire, et c'est effectivement son sens premier, que la réalité est plus importante que les apparences sociales. Mais prenons-y garde : le Lord Maire peut être un élément du contexte social et relationnel qui entoure un fait et lui donne son sens. A cet égard, il se pourrait que l'existence du Lord Maire soit d'un niveau logique plus élevé, et donc plus important que le fait. Un fait dûment prouvé est un élément de réalité, mais cet élément isolé ne nous apporte rien s'il n'est situé dans ses relations avec d'autres faits. C'est le système, les interrelations entre les faits qui constituent la vraie réalité. Ceci est vrai dans tous les domaines de la connaissance. Dans celui des sciences humaines, le système se définit comme les *rapports sociaux*. La *culture*, elle, se définit comme le *commentaire,* produit par la société, sur les rapports sociaux qui se produisent en son sein. Rapports sociaux et culture forment ensemble le *contexte* des faits sociaux.

- Un *acte langagier* est un élément de discours, considéré non sous l'angle de ce qu'il signifie, mais sous celui de l'effet qu'il produit. En généralisant la notion, on admet qu'une croyance, ou une représentation, sont des éléments du discours culturel. A ce titre, elles peuvent être considérées comme ayant un sens, et aussi comme ayant des effets sur la réalité sociale, sur les relations entre les êtres humains qui vivent en société. L'étude scientifique des croyances doit comporter celle des effets de ces croyances sur les relations sociales.

- La science a comme but de décrire la réalité et son fonctionnement, c'est-à-dire les interactions entre les éléments qui la composent. Elle doit prouver ce qu'elle avance : c'est la recherche de la certitude. Mais elle doit aussi produire une description fidèle : c'est la recherche de l'exactitude. Entre ces deux objectifs, la concordance n'est pas aisée. Bien souvent, ce que l'on réussit à prouver se révèle insuffisant pour donner une description exacte. Une description qui comporte des éléments hypothétiques est souvent plus exacte que celle qui se contente de mettre en relation les seuls éléments que l'on a réussi à prouver. Dans le domaine des croyances, il est plus important de s'attacher au système, aux interrelations, plutôt que de prouver des faits isolés. La méthode *interprétative*, qui comporte une part hypothétique plus ou moins importante, est souvent plus féconde, avec des résultats plus exacts, que la méthode expérimentale pure. Cela n'est pas contraire à la démarche scientifique, pour autant que le degré de certitude soit clairement indiqué.

Chapitre 5 : Psychanalyse et Chamanisme

Le Chapitre 10 de « Anthropologie Structurale 1 » de Claude Levi-Strauss (1958) est consacré à l'étude détaillée d'un texte collecté chez les Indiens Kuna (Iles San Blas, République de Panamá). C'est celui d'une incantation, prononcée par un guérisseur *Nele* lorsqu'il doit aider une femme à accoucher dans des circonstances difficiles. Après avoir longuement expliqué et commenté ce texte, Levi-Strauss compare la technique du guérisseur Kuna à ce qui se passe dans une cure analytique.

Que nous apprend Levi-Strauss sur la technique du guérisseur ?

D'abord le contexte, c'est-à-dire la conception anthropologique des Indiens Kuna dans ses relations avec la maladie en question : dans le corps de la femme, il existe différents principes spirituels, en particulier le *niga*, les *purba*, et *Muu.* Le *purba* est un principe que l'on peut définir comme la nature, l'essence d'un être quel qu'il soit, animé ou inanimé. Il ne peut lui être enlevé. Il est différent chez chaque être, et de même qu'un être vivant est composé de plusieurs organes, il y a différents *purba*, un pour l'être entier, et un pour chacun des organes qui le composent. Il y a en a un, notamment, pour l'utérus. Le *niga*, qui est la force vitale de l'être animé, peut par conséquent lui être ôté, notamment par la maladie ; ce qui conduit à la mort. Le terme composé de *nigapurbalele* désigne l'essence de la force vitale d'un être humain. *Muu*, ou *Muu puklip*, est considéré dans le texte comme un être personnel féminin: avec ses filles, les *Muugan*, les *purba* de la génération, c'est la puissance responsable de la formation du fœtus. *Muu* habite le corps, et plus précisément les voies génitales. Normalement, *Muu* contribue à mener la grossesse à son terme heureux. Dans ce cas particulier, elle est cause de désordre. La santé du corps est liée, en effet, à l'harmonie régnant entre les différents *purba*. Dans le cas présent, *Muu* a capturé et paralysé les autres *purba*, celles des autres parties du corps, causant ainsi la maladie et sa conséquence, l'accouchement dystocique. Le résultat est l'affaiblissement du *niga*, la force vitale de la femme. Cette conception fait donc du corps un être composite, et de la maladie un déséquilibre entre les différents principes qui le composent.

Levi-Strauss décrit ensuite la nature du processus de guérison. Celui-ci consiste logiquement à rétablir l'équilibre rompu. Ceci dépend d'une négociation avec *Muu*, qu'il s'agit de convaincre de renoncer à sa toute-puissance. Sans l'agresser pourtant, car elle est indispensable aux fonctions génésiques. Le guérisseur va entamer un voyage imaginaire, longuement décrit dans le texte, à l'intérieur du corps de la femme, par les voies génitales, jusqu'à rencontrer *Muu puklip*. Mais le guérisseur n'est pas seul dans son entreprise : il a besoin d'alliés. Il se fait aider par les *nuchu*, les esprits protecteurs. Il les appelle et les invite à s'incarner dans des images sacrées. A partir de là, les *nuchu* deviennent les acolytes du guérisseur et sont désignés du même nom que lui, *nele* (au pluriel, *nelegan*). C'est toute une troupe de *nelegan* qui sont censés pénétrer par l'orifice vaginal et progresser jusqu'à l'utérus. La comparaison des *nelegan* avec le pénis est parfaitement explicite : ils ont des « chapeaux magiques » dont *Muu* et ses filles sont incapables de porter le poids. A l'issue de ce voyage, ils demandent et obtiennent de *Muu* la restitution du *nigapurbalele* à la patiente, ce qui provoque l'accouchement. Des précautions sont prises pour que *Muu* ne s'échappe pas en suivant le retrait des *nelegan*. Aussitôt, les relations entre *Muu* et le *nele* redeviennent amicales. Levi-Strauss insiste sur le fait que dans la pensée Kuna, le « chemin de Muu » représente littéralement le vagin et l'utérus de la femme enceinte, et non pas un itinéraire mythique. L'importance de cette observation apparaît à la p. 211, quand l'auteur réfléchit sur les processus à la base de l'efficacité symbolique [68].

[68] Ce point sera discuté plus loin.

Pour l'auteur, il existe trois types de procédés chamaniques de guérison. L'efficacité des deux premiers, qu'il ne met pas en doute pour autant, lui semble difficile à expliquer logiquement : celui qui consiste à retirer la cause de la maladie de l'organe malade par une manipulation qui tient de la prestidigitation (comme les guérisseurs philippins) lui semble trop grossièrement concret. Celui qui consiste à affronter les forces nuisibles dans un combat simulé, lui semble trop abstrait au contraire pour que l'on puisse expliquer son effet sur la maladie. En revanche, le troisième, illustré par la pratique Kuna dont il est ici question, donne une piste à la compréhension. Il s'agit en effet de mettre en scène, dans le rituel, le corps réel de la malade, aussi fidèlement qu'elle-même et sa culture se le représentent, de coller au plus près de son vécu et au plus près de ses images mentales, pour les modifier favorablement. Levi-Strauss parle à cet égard de *manipulation symbolique* de l'organe malade. Que peut vouloir dire ce terme ? Il repose sur une théorie implicite que nous pouvons schématiser ainsi : ce qui est efficace, dans la maladie comme dans la guérison, ce n'est pas tant le fonctionnement du corps que sa représentation. Théorie qu'un Occidental n'acceptera pas comme telle, car il est allé trop loin dans la conscience d'un fonctionnement corporel biologique, obéissant à ses lois propres. Mais il pourrait l'admettre, peut-être, à titre complémentaire : la représentation symbolique du corps exerce une contrainte sur le fonctionnement biologique et, dans une certaine mesure, l'infléchit. C'est cela qu'on admet, par exemple, quand on dit que le moral du malade cancéreux influence jusqu'à un certain point sa survie. On a même imaginé, et, dans certains cas, démontré, l'existence de mécanismes biologiques qui rendent ce type d'influence possible. L'idée de Levi-Strauss est celle-ci, me semble-t-il : la correspondance étroite, ou même l'identité, entre le vécu corporel du malade, la manière dont il se représente son fonctionnement corporel, et la pratique du guérisseur à son égard, donne à cette pratique son efficacité.

Un exemple tiré de l'histoire médicale européenne permet de préciser ce point : pendant une vingtaine de siècles, la médecine a reposé sur une théorie objectivement fausse, mais subjectivement vraie, qu'on appelle la médecine des humeurs. La maladie était expliquée en fonction d'un déséquilibre entre quatre substances, le sang, la lymphe, la bile et l'atrabile [69]. La prédominance anormale de l'une d'elles dans un organe était réputée responsable des symptômes observés. Cette théorie ne correspondait pas à la réalité scientifique, mais elle correspondait parfaitement à l'expérience vécue de la personne souffrante. Elle en était une métaphore parfaitement adéquate, et les pratiques qui en résultaient avaient un degré d'efficacité qui ne peut s'expliquer que par l'hypothèse de l'efficacité symbolique.

Le terme de manipulation est également important. Le guérisseur n'explique pas, il agit. Il transforme les représentations du malade et, ce faisant, il modifie le fonctionnement corporel. L'importance donnée dans l'incantation du *nele* aux préliminaires, puis à la description des lieux (les organes génitaux de la femme) en termes hautement imaginaires, la description des monstres mythiques qui l'habitent (Oncle Alligator, la Pieuvre, le Tigre noir etc…) visent à donner à la représentation subjective du vécu corporel une réalité imaginaire forte et précise, dépassant les images mentales spontanées. Par là, le guérisseur s'assure de l'adhésion de sa patiente : il lui donne le moyen de visualiser ce qu'elle vit. Comme le dit Levi-Strauss, « la cure viserait à rendre pensable une situation donnée d'abord en termes affectifs, et acceptables pour l'esprit, des douleurs que le corps se refuse à tolérer… Les douleurs… constituent un élément étranger à son système, mais… par l'appel au mythe, le shaman va (les) replacer dans un ensemble où tout se tient ».

Les lignes qui précèdent entament une réflexion sur la stratégie thérapeutique suivie par le guérisseur, et introduisent à une comparaison systématique entre celle-ci et celle du psychanalyste.

---

[69] Note 12.

Levi-Strauss commence par poser la question fondamentale : *Pourquoi les malades guérissent-ils* à l'issue de la cure chamanique, quand on leur a donné de leur maladie des explications qui nous paraissent bien éloignées de la réalité, alors qu'ils ne guérissent pas quand on leur explique qu'ils sont atteints par des microbes ou des virus ? La réponse est d'une ironie typiquement levi-straussienne : c'est *« parce que les microbes existent, et que les monstres n'existent pas »*. En d'autres termes, les microbes relèvent d'un type de causalité sur quoi le langage n'a aucune prise. A l'inverse des monstres, car ceux-ci sont, comme le langage, des créations de la sémantique culturelle. *« La relation entre microbe et maladie est extérieure à l'esprit du patient, c'est une relation de cause à effet ; tandis que la relation entre monstre et maladie est intérieure à ce même esprit...c'est une relation de symbole à chose symbolisée »*. La première partie de la phrase est claire : on ne peut en effet pas imaginer de causalité psychique à partir d'un objet extérieur au psychisme. La deuxième partie l'est beaucoup moins : elle envisage la causalité psychique comme une action à travers la relation du signifiant au signifié. En d'autres termes, une opération sur des symboles pourrait agir sur la réalité physique dans la mesure où la réalité physique est représentée par les symboles sur lesquels on opère. La maladie est accessible à la thérapie symbolique dans la mesure où elle est inscrite d'emblée dans un système symbolique, ou dans la mesure où l'action du guérisseur l'y a inscrite. C'est une hypothèse hardie, mais elle semble être la seule à pouvoir expliquer de nombreux faits. Elle ne nous révèle évidement rien du *modus operandi*. La manipulation symbolique agit sur l'esprit. C'est normal. Mais comment agit-elle aussi sur le corps ? Tout se joue, semble-t-il, dans la relation qui s'établit entre l'image du corps et le corps biologique. La première est une construction, partiellement sociale et culturelle, que l'esprit s'approprie et adapte à sa façon, afin qu'elle devienne, pour lui, le corps représenté, le corps véritable. Il faut sans doute postuler que le corps biologique tende à ressembler au corps représenté, mais nous ne savons pas comment.

Levi-Strauss poursuit : *« Son originalité (celle de la cure shamanistique) provient de ce qu'elle applique à un trouble organique une méthode très voisine de ces dernières (les thérapeutiques psychologiques, la psychanalyse) ».* La comparaison porte désormais sur la cure chamanique et la psychanalyse. *« Dans les deux cas, on se propose d'amener à la conscience des conflits et résistances restés jusqu'alors inconscients...Dans les deux cas aussi, les conflits et les résistances se résolvent, non du fait de la connaissance, réelle ou supposée,... mais parce que cette connaissance rend possible une expérience spécifique..., qui reçoit, en psychanalyse, le nom d'abréaction... Le shaman a le même double rôle que le psychanalyste : un premier rôle... établit une relation immédiate avec la conscience (et médiate avec l'inconscient) du malade. C'est le rôle de l'incantation proprement dite ».* Le second rôle réside dans l'incarnation du thérapeute, qui devient *« grâce aux représentations induites dans l'esprit du malade, le protagoniste réel du conflit que celui-ci expérimente... ».* Mais ce rôle semblable, le chamane et le psychanalyste l'exercent d'une façon inversée : le chamane est orateur, le psychanalyste est auditeur. Le chamane est l'opérateur *« puisque c'est lui qui pénètre dans les organes menacés... et libère l'âme captive... ».* Le psychanalyste, au contraire, devient *« objet du transfert »*, et *« comme un protagoniste de chair et de sang, vis-à-vis duquel (le patient) peut rétablir et expliciter une situation initiale restée informulée ».* Enfin, *« le malade atteint de névrose liquide un mythe individuel en s'opposant à un psychanalyste réel ; l'accouchée indigène surmonte un désordre organique véritable en s'identifiant à un shaman mythiquement transposé ». « En fait, la cure shamanistique semble être un exact équivalent de la cure psychanalytique, mais avec une inversion de tous les termes... Toutes deux... reconstituent un mythe que le malade doit vivre, ou revivre. Mais dans un cas, c'est un mythe individuel que le malade construit avec des éléments tirés de son passé... dans l'autre, c'est un mythe social... Le malade fait parler le psychanalyste en lui prêtant des sentiments et des intentions supposés... au contraire, dans l'incantation, le shaman parle pour sa malade ».*

La présentation que fait Levi-Strauss de la cure analytique est sans doute schématique et incomplète. Il la schématise fortement, mais il ne la ridiculise pas. Il situe toutefois la psychanalyse dans le champ exclusif du *mytho-symbolique*. C'est cette réduction qui lui permet de mettre l'action de l'analyste en parallèle avec celle du guérisseur. Alors même qu'il s'agit d'un accouchement difficile, il ne parle même pas des enjeux sexuels, ni de la relation transférentielle entre la patiente et le thérapeute. Tant pis : on ne lui demande pas d'être un bon analyste.

Ce qui est important, c'est de comprendre ce que Levi-Strauss nous donne à voir de la genèse des théories (ici des théories thérapeutiques, mais il pourrait le faire aussi, par exemple, des théories philosophiques) comme issues d'un système de transformation : les ressemblances sont des éléments de continuité, tandis que les différences sont des changements logiques. Une telle analogie avec inversion de tous les termes est familière à l'anthropologue structuraliste : les mythes d'une tribu sont souvent identiques à ceux de la tribu voisine, à ceci près que tout est inversé : ce qui est bon ici devient mauvais là-bas, ce qui est céleste ici devient infernal là-bas, et ainsi de suite. A l'examen, cette opposition est une nécessité. Elle réside dans la fonction même du mythe, qui est d'expliquer le monde et l'expérience vécue. Celle d'un peuple de marins n'est pas celle d'un peuple de montagnards, celle d'un peuple chasseur n'est pas celle d'un peuple d'agriculteurs. La raison est donc la relation symbolique que le mythe doit avoir avec la réalité.

Nous en arrivons à mettre en évidence la relation symbolique qui existe entre la méthode thérapeutique et la culture qui lui donne naissance. La psychanalyse est issue d'une culture pour laquelle l'être humain trouve son accomplissement dans son isolement victorieux par rapport aux contraintes sociales. Le chamanisme, au contraire, prospère au sein des cultures pour lesquelles l'individu ne peut exister comme être autonome que dans et par la relation structurante à autrui. Dans la culture occidentale, *« le mythe est retrouvé... comme un trésor individuel »* ; ailleurs, *« il est reçu de la tradition collective »*. Mais Levi-Strauss signale aussitôt que certaines méthodes thérapeutiques occidentales ressemblent davantage à la méthode chamanique que la psychanalyse : il cite le Rêve éveillé de Desoille, où le thérapeute parle à ses malades par symboles, par métaphores verbales. Il cite surtout la « Réalisation symbolique » de Mme Sechehaye, qui parle à ses malades *« à coup d'actes discontinus, dont chacun symbolise un élément fondamental »* de l'expérience vécue du malade. Dans ce dernier cas (et Levi-Strauss pourrait citer aussi la « thérapie directe » de Rosen), le malade auquel on s'adresse est un schizophrène. C'est vis-à-vis des psychotiques que, dans notre culture occidentale, les psychiatres ont inventé des méthodes thérapeutiques qui suivent pas à pas la démarche des chamanes. Ceci n'est pas sans importance théorique. Des différences persistent, cependant : pour Levi-Strauss, *« dans la cure de la schizophrénie, le médecin accomplit les opérations, et le malade produit son mythe. Dans la cure shamanistique, le médecin fournit le mythe, et le malade accomplit les opérations »*.

Nous avons dès lors deux couples d'opposition, d'origine culturelle tous les deux, qui rendent compte des différences des méthodes thérapeutiques et qui les justifient. Le premier se rapporte au modèle d'individuation : dans la culture occidentale l'individu se réalise en s'opposant à autrui ; dans les cultures chamaniques, il se constitue en s'insérant dans le réseau social. Le second concerne la distinction entre névrose et psychose, au sein même de la culture occidentale : le névrosé se situe dans le processus d'individuation qui, dans cette culture, est normal ; il a certes connu quelques déboires et quelques fixations, mais sa démarche de guérison reste la même et une bonne méthode thérapeutique se doit de renforcer cette démarche en favorisant l'individuation. Celle du psychotique, au contraire, a échoué : certes, il doit retrouver son identité propre, mais il ne peut le faire qu'en utilisant le lien social avec autrui, aussi difficile et perturbé soit-il, pour se reconstruire.

Cet article de Levi-Strauss est devenu un classique. Il n'en a pas moins été critiqué (c'est le lot de tous les écrits qui marquent). Dans son livre déjà cité, Michel Perrin consacre quelques lignes à l'efficacité symbolique. Le thème l'intéresse d'autant plus qu'il a lui-même passé du temps chez les Indiens Kuna des îles San Blas. Il reste sceptique : *« A-t-on jamais observé une homologie de structure entre l'organique et le mythique ? Que sont les propriétés inductrices entre structures homologues ? S'agit-il d'effets placebo, de relaxation ? Faute de réponses, considérons cette notion paradoxale* – l'efficacité symbolique – *comme une hypothèse. D'autant qu'on n'a pas relevé d'exemple comparable au cas kuna, lequel a lui-même soulevé des critiques puisque le chant est exécuté dans une langue secrète, une langue qu'en principe la parturiente ne devrait pas comprendre ».*

Michel Perrin a raison sur un point : il s'agit, en tout état de cause, d'une hypothèse. Levi-Strauss ne la présentait pas autrement, d'autant qu'il ne se basait en l'occurrence, que sur les travaux d'autres ethnographes, à une époque où lui-même avait cessé d'aller sur le terrain. Mais la réflexion de Levi-Strauss a l'avantage de fournir une piste de compréhension rationnelle, fût-elle hypothétique, à des phénomènes qui étaient adoptés jusque-là sans esprit critique, ou rejetés a priori.

Sur le fait que la langue utilisée par le chamane kuna soit incompréhensible à la patiente, je ne peux rien dire, sauf une chose : l'usage du latin par les prêtres catholiques n'a jamais empêché leurs ouailles d'accorder du sens aux paroles liturgiques. On ne comprenait pas, sans doute, sauf si l'on avait étudié le latin à l'école. Mais on savait ce dont il était question, et pour le reste, on donnait aux mots le sens qu'on voulait leur donner. L'argument ne me semble donc pas décisif. Deux autres arguments sont plus importants :

1) L'absence d'homologie de structure entre l'organique et le mythique est, en effet, une constatation générale. Dans n'importe quelle mythologie, la logique du mythe est autonome, et ne se soucie pas de copier la réalité (ce qui serait déjà un début de démarche expérimentale). Il est toutefois nécessaire qu'il existe, entre le mythe et la réalité, une ressemblance générale, et des convergences ponctuelles, de temps en temps, pour permettre aux gens de confirmer leur croyance. En quelque sorte, des « points de capiton » comme disait Jacques Lacan à propos des liens entre la logique du délire et la réalité de sens commun. Mais malgré ce qu'en dit ici ou là Levi-Strauss, l'important n'est pas la ressemblance entre le parcours des *nelegan* et les voies génitales anatomiques de la femme. C'est celle qui existe pour les Kuna et la parturiente elle-même, entre le récit du chamane et leur représentation mentale et culturelle du corps féminin. Que cette représentation soit à certains égards proche de la réalité anatomique est secondaire. On pourrait d'ailleurs dire tout aussi bien qu'elle en est fort différente, cela ne changerait rien.

2) Quelles sont les propriétés inductrices entre structures homologues ? La phrase se réfère à un passage de Levi-Strauss que nous n'avions pas cité : l'efficacité viendrait *« d'une propriété inductrice que posséderaient, les unes par rapport aux autres, des structures formellement homologues pouvant s'édifier, avec des matériaux différents, aux différents étages du vivant : processus organiques, psychisme inconscient, pensée réfléchie »*. M. Perrin commente, sans approuver : *« si un chant et un système biologique avaient des structures comparables, le premier déclencherait un processus ramenant le second à l'état normal après qu'il ait été bouleversé par des facteurs pathogènes »*. Le conditionnel est, en effet, de rigueur ! L'hypothèse va jusqu'à imaginer que le corps obéirait à des stimuli purement métaphoriques. Nous n'irons pas aussi loin : le mystère sied encore à cette question. Rappelons toutefois notre remarque au sujet des médicaments homéopathiques. Quand Michel Perrin envisage *« l'effet placebo, la relaxation »*, il parle en fait de ce que j'avais appelé « facteurs non spécifiques » : ce sont les seuls

dont l'existence soit à peu près universellement admise. L'intérêt est de leur donner un rôle inducteur ou facilitateur, laissant la partie la plus importante à des facteurs spécifiques dont la réalité n'est pas prouvée, et dont le mécanisme éventuel nous reste inconnu.

Chapitre 6 : Divination et perlaboration. L'expérience d'un consultant de Fa.

Une technique de divination originaire du Golfe de Guinée peut utilement se comparer avec la psychanalyse sous l'angle de la *position du thérapeute* et sous celui de la *perlaboration* (Durcharbeitung). Il est également intéressant de la comparer avec les systèmes théoriques occidentaux sous l'angle *structural*. Affirmation surprenante, à première vue, parce que les phénomènes sont tellement hétérogènes que l'on ne songerait pas à les comparer : une divination n'est pas une thérapie, même traditionnelle. Et cependant elle se justifie, et elle nous apprend beaucoup sur l'essence du phénomène thérapeutique.

De quoi s'agit-il ?

Je puise les informations que je communique ici dans un livre remarquable de Bernard Maupoil [70]. C'était un excellent ethnologue et ethnographe, élève de Marcel Mauss. Il fut aussi Administrateur des Colonies, mais la guerre lui fit prendre une autre voie : entré dans la résistance, il fut déporté et mourut à Dachau en décembre 1944.

La technique de divination à laquelle il est fait allusion est une des principales existant au monde, à la fois par l'extension de sa pratique et par la profondeur de l'exploration à laquelle elle soumet l'être humain. Selon Maupoil, elle n'est pas originaire d'Afrique, mais y aurait été apportée d'Egypte et, avant cela, de Perse ou de Chaldée. Peut-être par l'intermédiaire des Haoussa du Niger, elle aurait pénétré le Nigeria actuel, s'y serait fondue avec des traditions locales, et par le pays Nago (Yoruba occidentaux), elle se serait imposée à Abomey (Bénin) au début du XVIIIème siècle. De là, elle s'est répandue dans les régions où la traite a

[70] MAUPOIL B., *La Géomancie à l'ancienne côte des esclaves*, paru pour la première fois en 1936, et réédité par l'Institut d'Ethnologie de Paris en 1988.

conduit les esclaves Nago et Fon, soit dans les Antilles et au Brésil. Techniquement, elle est pratiquée par un devin appelé *Babalawo* en langue yoruba (Y), *Bōkonon* en langue Fon (F). Celui-ci utilise des noix de palme consacrées (ou parfois aussi des cauris), qu'il manipule pour en retenir dans les mains un nombre pair ou impair. Si le nombre est pair, il trace dans la poussière qu'il a répandue sur un plateau de bois une ligne continue (|). Si le nombre est impair, il trace deux lignes parallèles (‖). Il répète huit fois la manipulation pour obtenir un double tétragramme, le signe de Fa. La science combinatoire nous indique qu'il existe deux cent cinquante six signes de Fa (2^8), soit seize « signes mères » (quand les deux tétragrammes sont identiques) et deux cent quarante « signes enfants » (quand les tétragrammes sont différents). Le *Favi* (F) (consultant de Fa) se voit attribuer un double tétragramme, qui caractérise sa situation actuelle et le message qui lui est adressé par le Dieu supérieur. Dans certaines circonstances, le *Favi* reçoit du *Babalawo* la révélation du signe de Fa qui le caractérise lui-même, toute sa vie durant, et qui constitue « son Fa » personnel.

Chaque signe de Fa possède un nom et des caractéristiques propres. Il est une sorte d'horoscope particulier, avec des aspects favorables et des aspects défavorables. A chaque signe correspondent seize « légendes », des récits symboliques auquel on donne aussi, dans le langage français des interprètes, le nom de « paraboles ». Le *Babalawo* choisit d'en raconter une ou plusieurs au consultant. Il lui livre aussi son interprétation, sous une forme parfois explicite, parfois mystérieuse, en le laissant alors interpréter lui-même le sens du message. Il lui donne aussi la liste des objets à réunir et des animaux à sacrifier, pour que soit accompli le rite propitiatoire. Il formule une série de prescriptions et d'interdits, notamment alimentaires. Avant même que l'on ne procède à la divination, le consultant est invité à formuler une question, à laquelle Fa se doit de répondre. Mais cette question est formulée à voix basse, inaudible du *Babalawo* comme des autres participants à la cérémonie. Il est patent que l'oracle de Fa, formulé par le *Babalawo*, répond souvent à la question d'une manière surprenante. Quand en apparence, ce n'est pas le cas, c'est peut-être que le consultant n'a pas compris la portée de ce qui lui est dit. Il lui faudra parfois des jours, des mois, voire des années pour comprendre, surtout s'il est un Occidental peu ouvert à la symbolique africaine. Mais l'oracle donne aussi et surtout des réponses à des questions qui, pour n'avoir pas été formulées, sont cependant essentielles. En particulier, il indique les difficultés vécues par le consultant dans ses relations avec son entourage, ses partenaires, ses proches, ses parents, ses enfants. Il indique de façon très impressionnante les tendances de son destin.

Mais qu'est-ce donc que Fa ? La question est complexe. Fa (ou *Ifa* Y), qui porte aussi le nom yoruba d'*Orunmila*, apparaît souvent dans les légendes comme un personnage divin. Il occupe une place à part dans le panthéon yoruba et fon. En un sens, on peut dire qu'il est un dieu, dont le rôle est très particulier cependant car, contrairement aux autres *orisha* (Y) et *vodu* (F), il ne personnifie pas une force particulière. On ne lui connaît d'ailleurs aucune représentation. Il n'y a pas de mystère en lui. Il dit toujours la vérité. Il est, en quelque sorte, la voix même du Dieu supérieur *Olodumare*. Son symbole est le palmier à huile, *Elaeis guineensis*, l'arbre sacré qui fait le lien entre le monde des dieux et le monde humain. Comme il se manifeste sous diverses formes (celles des signes) aux personnes qui le consultent, on dit aussi que chaque initié possède « son Fa » particulier. En tant que messager divin, Fa forme un couple d'opposition avec Lègba (*Eshu Elegba*, Y), qu'on appelle parfois « le grand orisha » : Lègba aussi est le messager des dieux, mais alors que Fa dit la vérité, Lègba est menteur, fantasque, « décepteur » (comme le *trickster* des mythologies amérindiennes, ou comme le Renard Pâle des Dogons). Alors que Fa n'a pas de représentations, Lègba en possède à tous les carrefours, à toutes les portes d'entrée des habitations. Comme Hermès chez les anciens Grecs, Lègba est généralement représenté *ithyphallique*, c'est-à-dire en érection. Dans toutes les cérémonies, on honore Lègba avant toute autre divinité. Mais c'est pour éviter de le mécontenter : une fois le dieu satisfait, on l'écarte généralement, car on se méfie de ses fredaines. Fa par contre est de toute confiance, même si son rapport fondamental à la vérité n'en fait pas un dieu systématiquement bienveillant. Dans son culte, il est nécessaire de l'honorer, mais il n'existe pas de danger majeur qui guette les adeptes. Dans ce sens, il forme un couple d'opposition avec *Odu* (*Gbaadu*, F), forme féminine du couple divin fondamental, dont la fréquentation est pleine de risques. Mais on dit aussi que Odu est la femme de Fa… Ce qui renforce d'ailleurs la thèse selon laquelle Fa lui-même est une manifestation du Grand dieu. On peut dire enfin que ce qui plaît à Fa, c'est la paix, contrairement aux autres formes divines qui sont souvent colériques, capricieuses, jalouses. La métaphore de la paix, dans ce pays presque équatorial, c'est la fraîcheur. Les noix de palme consacrées à Fa doivent être régulièrement rafraîchies d'un peu d'eau fraîche. Fa, ou la fraîcheur de l'être…

Tout ceci n'empêche pas que les aspects particuliers de Fa, les signes, puissent être parfois lourds d'une dangerosité latente. Ce sont en somme des formes de destin, et on sait que certains destins sont tragiques. Certains signes sont en relation spéciale avec le monde de la sorcellerie. D'autres évoquent le sang. Mais d'une façon générale, le culte sert à se propitier les forces dangereuses, et il est entendu qu'il y réussit. La seule exception réside dans ce qu'on nomme les signes innommables : nous ne les nommerons donc pas. Ils sont tellement dangereux qu'on ne peut en parler sans s'être « excusé », c'est-à-dire sans avoir fait un petit sacrifice. Il est souvent possible de les taire, et cela vaut mieux : quand un tel signe « sort » au cours d'une séance de divination, le *babalawo* l'efface aussitôt, sinon le malheur fondrait sur le consultant ou sur sa famille. *« Au cas où ces signes seraient découverts au Fa-zu (bois sacré de l'initiation),* écrit Maupoil, *tous les Bōkonons, pris de panique, se sauveraient chez un devin supérieur, qui accomplirait les formalités nécessaires pour éloigner l'accident, voire la mort ».*

Pour mieux comprendre le système de la divination, il est nécessaire de décrire la représentation du monde qui le génère. La conception qui suit est celle que Gèdègbé, le grand *Bōkonon* à la Cour des souverains d'Abomey, a communiquée à Bernard Maupoil. L'univers est comparable à une double calebasse, soit à une sphère séparée en deux moitiés, dont les bords forment l'horizon. La terre habitée forme la limite entre les deux hémisphères. Le lieu de résidence propre des dieux est le cercle d'horizon. Dans le ciel sont les astres, et le monde des morts. Partout ailleurs, il y a la mer, y compris sous la terre. Mais un autre sol forme le fond des mers, dans lequel s'enfoncent les « quatre racines du monde et de la vie ». Plus loin, encore, de l'eau à nouveau. Le plan perpendiculaire à l'axe d'horizon, traversant le ciel et la terre de part en part, est subdivisé en seize secteurs dédiés chacun à un des seize signes majeurs [71].

Lors d'une consultation, le *babalawo* dispose d'un plateau en bois (atè) - de forme ronde ou rectangulaire, dont les bords sont sculptés et plus épais pour retenir la poudre *yè* (F) qui sera versée en son centre. Cette poudre est la poussière due au travail des parasites sur le bois de l'arbre *olosu.* Du doigt, il tracera les signes dans cette poudre. Durant toute la cérémonie, il frappe son plateau d'un bâton de bois dur, *l'agele* (Y) ou *lõflẽ* (F) Il existe une théorie initiatique qui précise le rôle de ces objets, mais les *babalawos* n'aiment pas en parler.

On sait qu'il y a seize signes majeurs. On a écrit, en parallèle, qu'il y a seize grands *orisha.* Ce parallélisme paraît faux. Rien n'attribue un des signes majeurs à un seul *orisha.* Certes, il y a bien une relation entre le monde des dieux et le monde de Fa, mais c'est parce qu'on attribue à chaque signe majeur et mineur, une constellation de forces, divines et autres, qui s'exercent avec une intensité variable. Par exemple, le signe majeur *Aklã* (*Okãlã*, Y) est apparenté selon Maupoil aux vodu *Lègba* (*Eshu* Y), *Dã* (*Oshumare* Y) , *Sakpata* (*Omolu* Y), *Hèviosso* (*Shango* Y). En

[71] Note 13.

outre, il est en rapport avec les *Tohossu*, les enfants anormaux déifiés de la dynastie d'Abomey et, surtout, avec les *Hohovi* ou *Igbèji*, les Jumeaux. D'autres signes sont en rapport avec les *Kẽnesi*, les puissances de la magie noire, mais ils le sont tout autant avec les dieux les plus grands. Ceci nous apprend quelque chose d'essentiel : dans la religion fon-yoruba, aucune des manifestations du divin ne se définit de manière univoque par rapport au bien ou au mal. Un *orisha* ou un *vodu* est une Puissance caractérisée par une physionomie, un caractère, une forme particulière. Ces Puissances sont, et elles sont ce qu'elles sont. Elles nous sont tantôt favorables, tantôt défavorables, mais c'est notre problème, pas celui des dieux. J'oserais risquer une formule, sous ma seule responsabilité : *un orisha est la forme d'une force, tandis que le signe de Fa est la forme d'un destin.* Pour que se réalise un destin, plusieurs forces doivent concourir.

Chaque signe de Fa est en relation avec des récits sapientiaux (on l'a dit) mais aussi avec des *noms forts*, des devises chantées, des rythmes de tambour. Il est en relation avec une ou plusieurs couleurs, avec des animaux, des plantes, avec des prescriptions et des interdits. Il y a dès lors, on le voit, une continuité remarquable entre le résultat de l'acte divinatoire et les conséquences pratiques qui en résultent : il en découle ce qu'on peut appeler une thérapeutique, bien que dans la pensée des guérisseurs et de leurs clients, il s'agisse plus exactement de rendre propices les forces présentes et de lutter contre les influences néfastes. Mais puisque nous étudions les phénomènes de guérison, et que de nombreux états pathologiques peuvent être en cause, nous sommes fondés à dire que cette méthode divinatoire est thérapeutique, en mettant en contact visible la personne concernée avec les forces surnaturelles qui l'influencent à ce moment précis, et en proposant des solutions concrètes là où il le faut. La chose est aisée, en principe, parce que le monde vécu de ces gens est organisé en réseau symbolique. Pour ne donner qu'un exemple, demander au consultant d'apporter des escargots (une grande espèce, abondante au Bénin, et que certains veulent commercialiser) veut dire que l'on est en face d'une manifestation de l'orisha Odu. Par l'intermédiaire de ces symboles, dont tout un chacun comprend plus ou moins le sens, par les mots qui, à l'occasion des rites, seront prononcés, par les nombreux sacrifices qui les accompagnent, les forces personnifiées seront honorées, et desserreront leur étreinte. Encore faudra-t-il que le consultant adapte son comportement aux règles qu'on lui impose, pour un temps limité ou pour toute sa vie. Plus subtilement, on attend de lui qu'il comprenne le sens profond des différents messages de Fa, qu'il les *élabore*, et qu'il les fasse devenir partie intégrante de lui-même [72]. Ce faisant, il ne rend pas caduc le destin promis : il l'apprivoise, il en évite les aspects dangereux et en exploite les aspects favorables.

Trésor africain, Fa pourrait-il avoir, en un certain sens, une portée universelle ? La plupart des consultants européens (pas tous) sont tentés de le croire. Leur expérience personnelle, sans portée générale pourtant, les a bouleversés. On pourrait en citer beaucoup, des témoignages du genre : « comment a-t-il fait pour savoir tout cela ? ». Mais il est vrai qu'on trouve cela ailleurs qu'en Afrique, encore que rarement porté à ce point d'excellence. Mon propos d'aujourd'hui n'est pas d'expliquer comment fonctionne l'oracle. Je l'ignore, et ce que je crois en savoir sera toujours moins convaincant que l'hypothèse la plus économique : croire en Fa. Mon propos est d'observer et d'analyser le phénomène sous son aspect thérapeutique. Sans plus discuter de l'aspect religieux des choses, je me placerai donc du point de vue du consultant de Fa, en comparant son expérience vécue avec celle de l'analysant occidental. Ma réflexion abordera trois points : la *position du thérapeute*, la *perlaboration*, l'aspect *anthropologique et structural.*

a) Rappelons d'abord la position du chamane guérisseur par rapport au psychanalyste : le guérisseur sait, tandis que le psychanalyste ignore tout de l'histoire personnelle de l'analysant et se base sur sa parole exclusivement. Le guérisseur parle, le

[72] Note 14.

psychanalyste écoute et reconstruit. Qu'en est-il du devin ? Est-il dans la position du guérisseur ? Pas exactement. Le devin n'est pas censé avoir du cas une intuition immédiate, tout se passe au contraire dans la médiation. Celui qui sait tout, c'est Fa, autant dire Dieu. Ce changement de position me paraît typique d'un changement sociologique : on n'est plus dans une société animiste, mais dans une société polythéiste. Le devin est en relation avec Fa, mais indirectement, par la médiation des noix de palme. L'opération semble assez mécanique, faisant une large place au hasard, comme dans bien d'autres méthodes divinatoires, le tarot, le yi-king… Mais en fait, comme dans ces autres méthodes, le hasard débouche sur une très vaste gamme de possibilités, entre lesquelles l'intuition personnelle du devin a le choix, et grâce auxquelles elle peut se déployer. Le système des signes de Fa fonctionne comme une grille de lecture. Il guide l'intuition du devin, lui permettant de deviner des choses auxquelles il n'aurait sans doute pas pensé sans lui. Nous verrons plus tard la parenté qui existe entre ce système et certains tests projectifs, en particulier le « test de Szondi ». Pour le consultant cependant, le devin apparaît comme un intermédiaire privilégié, qui le met en relation avec le Savoir absolu. Le symbolisme de l'arbre (le palmier à huile, arbre de Fa), représente cette communication entre le plus absolu et le plus particulier. Le psychanalyste aussi, dans l'expérience de l'analysant, est une instance intermédiaire : il ne se situe pas entre lui et Dieu, mais entre lui et lui-même. Il est cependant investi, par le mécanisme de transfert, d'une position de Savoir absolu dont au cours de l'analyse il se déprend peu à peu. Dans l'imaginaire de l'analysant, celui qui sait, c'est la figure paternelle ; en termes lacaniens, c'est en fait le grand Autre, c'est-à-dire ce qui à l'intime de chacun vient d'ailleurs, et nous constitue tout en parlant en nous comme un autre. On peut estimer que cet Autre ne se différencie pas vraiment de la représentation à laquelle nous donnons le nom de Dieu. Comme le dit un proverbe Fon, « Ton vodoun se trouve dans ton propre rein » : *Vodu towe lo, ayi towe me we de.*

b) Le message de Fa est reçu avec crainte. Avec une attention extrême. Avec la conscience d'un danger peut-être inévitable. Pour un blanc, le langage est surprenant. Nous ne sommes plus habitués à l'usage aussi étendu de la métaphore. Un instant, on peut même avoir l'impression que tout cela n'est qu'un verbiage vide. Puis tout à coup, quelque chose fait sens. On ressent un choc intense, et l'impression d'être percé à jour. On se focalise sur ce fragment du message, mais le *babalawo* continue à parler. Vite, on recentre son attention, pour que d'autres choses aussi importantes n'échappent pas. Et les choses importantes se succèdent, dont quelques-unes demeurent absolument indéchiffrables. On sort de là fortement remué, avec le soulagement absurde de se dire que celui qui a pu voir tant de choses secrètes pourra aussi, comme il l'a promis, y remédier dès le lendemain par les rites et les sacrifices. Dans ce message, l'évident et l'obscur se mélangent d'une façon très étrange. Ce qui semble évident ne pose pas d'autre difficulté que d'expliquer comment Fa, diseur de vérité, a pu accéder à cette vérité-là. Mais qu'en est-il de l'obscur ? Fa s'est-il trompé ? Pour un adepte, cela ne se peut, mais ne devrait pas poser de problème à un Européen instruit et rationaliste. Et pourtant, une opération mentale se met en branle, dans l'esprit du blanc : c'est que l'esprit humain, sous toutes les latitudes, ne supporte pas de ne pas comprendre. *Donner du sens aux mots* entendus est, si l'on veut y penser, ce qui nous a permis d'apprendre à parler. Ici aussi : sans le vouloir, consciemment ou inconsciemment, le consultant pense et repense aux paroles mystérieuses du devin, des associations se font, des liens se créent entre ces paroles et les souvenirs enfouis. Les paroles sont assez polysémiques pour qu'un jour, une interprétation s'impose. Cela prend parfois des années ! Mais entre-temps, c'est tout un travail psychique qui se fait. Exactement comme en analyse puisque, comme on le sait, l'analyste expérimenté ne livre son interprétation qu'au moment précis où l'analysant, par son travail de perlaboration, est prêt à l'entendre. La différence, elle est de taille, c'est qu'ici l'interprétation est donnée d'entrée de jeu, provoquant la perlaboration, alors que là, elle attend son heure (la perlaboration se fait, essentiellement, du fait du dispositif de la cure : le divan, le silence, la fréquence et le rythme des séances). Le vrai miracle de Fa est peut-être simplement celui-là : surmonter les résistances, déclencher malgré elles le travail psychique.

c) Ce qui fonde ce miracle, c'est la cohérence du système symbolique et son adéquation à l'expérience existentielle. La psychanalyse aussi se fonde sur un système cohérent et adéquat : le pansexualisme de Freud, qu'on lui a tant reproché (à tort, quand on le comprend bien) est systématique, cohérent et adéquat à notre expérience. Tout ce que nous vivons peut être lu, en effet, à travers la grille de lecture du désir, de ses avatars, de sa dynamique, de son histoire. Elle est nécessaire et suffisante pour tout expliquer. Mais elle n'est pas la seule grille possible. Dans la tradition occidentale, il en est d'autres, comme celle de Jung, ou celle de Szondi. Nous allons nous attarder un moment sur le système szondien, parce qu'il donne prise à notre entreprise comparatiste, non en termes de contenu, mais en termes de structure. Disons d'abord quelques mots de ce qu'est une grille de lecture. Ce n'est pas une théorie. La théorie prétend avoir un rapport avec la vérité des choses. La grille de lecture n'y prétend pas nécessairement. Elle n'est qu'un point de vue, un des nombreux points de vue possibles sur une réalité donnée. A ce titre, elle fait voir des choses qui seraient restées invisibles sans elle. Elle les fait voir non parce qu'elle serait plus exhaustive qu'une autre, mais au contraire parce qu'elle l'est moins. Elle est comme un filtre, qui en fonction de la largeur de ses trous retient des particules plus ou moins grosses, plus ou moins fines. Ou comme la mise au point du microscope, qui donne à voir seulement ce qui se trouve à la distance focale de la lentille oculaire. Un système symbolique établit des connexions entre des objets, qui peuvent se situer dans la réalité naturelle, dans les produits du travail humain, dans les mots, les rites, les représentations. Quand un des objets se présente à l'attention, tous les autres objets qui lui sont liés se présentent également, à l'avant-plan ou à l'arrière-plan plus lointain. L'attention se promène, se focalise sur un objet ou sur un autre au gré de sa déambulation. Elle découvre un paysage.

Léopold (Lipot) Szondi (1893-1986) [73] était un psychiatre hongrois intrigué depuis toujours par le fait empirique que certaines personnes semblent faire en amour, en amitié, dans le domaine professionnel, dans les accidents divers qui les affectent, des *choix* qui sont à la fois répétitifs et significatifs. Sur la foi d'une théorie génique qui était vraisemblable, d'après l'état de la science de son temps, mais qui s'est révélée imaginaire, il a élaboré les fondements d'une *analyse du destin*. L'idée de base est celle d'une relation entre ces choix existentiels et quatre *vecteurs* ou pulsions fondamentales, existant chez chaque être humain, et se présentant d'abord, chacun, sous deux formes distinctes mais apparentées (ce qui fait huit *facteurs*) : ce sont la pulsion de Contact, la pulsion sexuelle, la pulsion paroxysmale, la pulsion du Moi. Les huit facteurs sont reliés par Szondi à huit formes de maladies mentales : la manie, la dépression, l'homosexualité (!), le sado-masochisme, l'épilepsie, l'hystérie, la catatonie, la paranoïa. Par rapport à ces huit facteurs, le choix personnel peut être positif, négatif, ambivalent ou nul. Il varie continuellement, chez chacun, en fonction des circonstances vécues, tout en présentant des tendances constantes. Enfin, ces choix peuvent être détectés par celui que l'individu peut faire, face à des visages humains qui manifestent ces tendances d'une façon particulièrement forte et même pathologique, en les trouvant sympathiques ou antipathiques. Exposée de la sorte, cette théorie paraît assez étrange, et même arbitraire. Pourtant, la pratique du test psychodiagnostique qu'il en a tiré donne des résultats extraordinaires. Szondi pensait donc qu'il existait des gênes spécifiques pour chacun de ces facteurs, déterminant une tendance naturelle à présenter l'une ou l'autre des maladies mentionnées, ou tout au moins d'en présenter des traits sous une

[73] SZONDI L., D*iagnostic expérimental des pulsions*, Paris, PUF, 1952.

forme infra-clinique. Cette théorie génique n'a séduit qu'une petite minorité de psychiatres, et aujourd'hui elle paraît tout à fait dépassée. Par ailleurs, les résultats du test restent toujours aussi impressionnants. D'où la question : la théorie expliquant un fait est-elle indissociable de ce fait ? Szondi n'aurait-il pas découvert quelque chose d'essentiel, à partir d'une théorie fausse ?

Il revient à Jacques Schotte [74], professeur à Louvain, d'avoir « revisité » Szondi à partir de présupposés phénoménologiques et anthropologiques, et non plus génétiques, et de nous donner cette fois une théorie convaincante. Pour Schotte, le déterminisme des maladies mentales, comme celui des choix d'existence, est la manière proprement humaine d'*être au monde*, d'entrer en relation avec le monde qui nous entoure. Il place dès lors avant toute autre chose le *contact*, la recherche d'un *objet.* Citons ici Lekeuche et Mélon [75], deux des principaux disciples de Schotte: *« Le schéma pulsionnel de Szondi représente la totalité présumée du champ complet des pulsions que parcourt toute motion pulsionnelle depuis le moment de son surgissement jusqu'à celui de sa suppression. Les quatre vecteurs se rangent entre eux selon un ordre de complexité croissante du fait de leur centration sur un élément spécifique :*

- *Le corps des sensations pour le vecteur de Contact (C)*
- *L'objet sexuel pour le vecteur Sexuel (S)*
- *La loi interdictrice pour le vecteur Paroxysmal (P)*
- *Le moi-sujet pour le vecteur du Moi (Sch) ».*

Au départ, une tendance vague, corporelle, capable de sentir sans encore percevoir, capable d'adhérer à ce qui sera l'objet sans encore le connaître (m+), ou de s'en détourner (m-), de le chercher (d+) ou de renoncer à la recherche (d-). Puis une perception sexuellement investie, différenciée selon qu'il s'agit

---

[74]SCHOTTE J., orateur remarquable, a peu écrit. On peut citer notamment *Szondi avec Freud* et *Un parcours*, livre d'entretiens avec J.M. POELLAER.
[75]LEKEUCHE et MELON J., D*ialectique des pulsions*, Bruxelles, De Boeck, 1990, p. 68.

d'être aimé (h+/h-) ou de jouir de l'objet (s+/s-). Puis l'intervention d'une loi séparant l'objet de l'instance désirante, différenciée selon qu'elle est fondamentaliste (e+/e-) ou de pure convenance (hy+/hy-). En fin de compte seulement, et grâce à la « dé-fusion » opérée par la loi, apparaît le sujet conscient de lui-même et partiellement conscient de ses pulsions, qui cherche à la fois à s'intégrer au monde et à s'intégrer le monde, sur le mode de l'Etre (p+/p-) et sur le mode de l'Avoir (k+/k-).

Sommairement résumée ici, cette théorie est d'une très grande richesse. Elle permet notamment de comprendre les maladies mentales dans leur genèse et leur développement, comme des formes d'existence parmi d'autres, le total des formes d'existence possibles, en fonction du système szondien, étant de 65536, soit 256 au carré. La variété immense des possibilités existentielles, variété quasi infinie si l'on retient que ces formes sont en variation continue et en interaction constante, repose sur une base très simple, *l'être au monde en tant qu'être humain.*

La ressemblance que je vois entre le système szondien et le système divinatoire de Fa ne porte pas tant sur le contenu, je l'ai dit, que sur certains aspects structuraux. En effet, tout comme lui, Fa nous montre des formes d'existence (les signes) comme étant les résultantes d'un jeu de forces dialectiques (les dieux). D'autre part, le déterminisme qui ressort d'une séance de divination n'est pas plus rigide que celui du test de Szondi : dans les deux cas il s'agit de tendances dont on peut faire, non certes ce que l'on veut, mais bien des choses, dans une gamme allant souvent du plus favorable au plus défavorable. Comme le dit un proverbe du signe Irosu : « Qui dit œil rouge ne dit pas œil crevé ». Le rituel des sacrifices, prescriptions et interdictions qui suivent la sortie d'un signe ne modifie pas le caractère du signe, mais vise à en rendre plus probables les virtualités positives. De la même manière, la compréhension de la dialectique des pulsions selon Szondi vise à permettre au sujet de se réaliser, au mieux des possibilités. Enfin, la relation entre l'acte divinatoire et la thérapeutique qui en découle est comparable à celle que l'on peut déduire du test de

Szondi : elle n'est pas destinée à s'y opposer mais à l'aménager, et surtout à le développer dans le sens d'une *humanisation*, c'est-à-dire d'une connaissance de soi et d'une harmonie entre soi et l'environnement, naturel et humain.

La différence existant entre la tradition africaine et la tradition européenne est grande, mais tout compte fait moins grande que celle qui existe entre celle-ci et la psychiatrie scientifique. Dans l'approche issue de la tradition, on se permet de confronter l'expérience avec un corpus de connaissances provenant d'une réflexion spéculative, non démontrable, mais proche du vécu existentiel. Dans l'approche scientifique, on s'impose au contraire de ne rien affirmer qui ne puisse être démontré. On renonce de ce fait, par principe méthodologique, à un grand nombre de choses indémontrables mais utiles. Certes, si tout ce qui est vrai « marche », tout ce qui « marche » n'est pas nécessairement vrai. Mais peut-être serait-il nécessaire d'admettre que tout ce qui « marche » possède un certain rapport à la vérité, un rapport qui ne peut être toujours littéral, mais qui doit être, à tout le moins, symbolique. La théorie génique de Szondi est fausse, parce que trop littérale ; mais une théorie anthropologique, fondée sur la phénoménologie de l'être-au-monde, la remplace avantageusement.

Quelle sera la théorie anthropologique de la divination de Fa, capable de recueillir l'accord à la fois des *babalawos* et des philosophes occidentaux ?

Chapitre 7 : Madame Flora et la thérapie stratégique

Ce qui suit emprunte pour l'essentiel à l'anthropologue française Jeanne Favret-Saada, qui a étudié plusieurs années durant les croyances populaires du Bocage normand, et a décrit de façon détaillée les pratiques des *désorceleurs* de cette région. Entre autres, elle a fréquenté assidûment la consultation de *Madame Flora.* Elle en fait le compte-rendu dans plusieurs ouvrages et articles [76]. J'utiliserai en particulier aujourd'hui l'article intitulé *« L'embrayeur de violence », in : J. CONTRERAS, J. FAVRET-SAADA et al. : Le Moi et l'Autre, DENOEL, 1985.*

Mon objectif est de comparer ces pratiques, sur le plan du mécanisme thérapeutique, avec d'autres qui sont plus académiques, et que nous somme censés mieux connaître. Comparer n'est pas réduire. Notre réflexion aura à mettre le doigt sur les ressemblances, mais tout autant sur les différences. Surtout, nous aurons à situer les démarches thérapeutiques dans les contextes anthropologique, culturel, familial, relationnel, qui sont les leurs.

Le Bocage normand est un « pays » situé aux confins des départements de la Mayenne, de l'Orne, du Calvados et du Cotentin. C'est une région d'habitat dispersé, où les vrais villages sont rares, où les exploitations agricoles sont isolées les unes des autres, le but de chaque exploitant étant de posséder assez de terre pour ne pas voir la fumée du foyer de ses voisins. C'est aussi une région paisible, où les vols et les crimes sont plus rares que la moyenne nationale. L'habitude est de ne pas fermer à clef la porte de sa maison ou de sa voiture. Le soupçon n'y est pas banalisé. La place du mal y fait dès lors problème : ne pouvant pas être considéré comme normal, il est nécessairement attribué à une

---

[76]Notamment : FAVRET-SAADA J., *Les mots, la mort, les sorts,* Paris, Gallimard, 1977 et FAVRET-SAADA J. et CONTRERAS J., *Corps pour corps. Enquête sur la sorcellerie dans le Bocage normand,* Paris, Gallimard, 1981.

intention malveillante, d'une intensité et d'une efficacité particulière, celle du *sorcier.* Mme Favret-Saada insiste sur sa conviction toute personnelle qu'il n'y a pas là de vrais *jeteurs de sorts,* mais seulement des victimes de sorts jetés [77]. C'est aussi une région très patriarcale. Le chef de famille est un homme, il possède les terres, les bâtiments, les bêtes, et tout aussi bien les gens qui font partie de sa maison, femme, enfants et domestiques. Tout est sous sa responsabilité, tout est censé dépendre de lui. Quand une série de coups du sort frappe la famille ou l'exploitation, quand les vaches avortent, quand les machines tombent en panne de façon répétée, on pense d'abord à une explication rationnelle, ou à l'effet du hasard, jusqu'au moment où un ami, un voisin, qui s'est trouvé déjà dans une situation analogue et qui en est sorti grâce à l'intervention d'un désorceleur, pose la question fatidique : *« N'y en aurait-y pas un qui te voudrait du mal ? ».* Cet ami s'entremet, conduit la victime supposée chez le spécialiste. Et le travail commence. Chaque désorceleur possède sa technique : certains font bouillir un cœur de bœuf, lui enfoncent des clous, entament une lutte à distance contre le sorcier, manient la prière et les imprécations. Il s'agit toujours d'opposer une force supérieure à la force maléfique du sorcier, qui cherche à priver la victime de la sienne et à se l'approprier. J. Favret-Saada décrit la pratique personnelle d'une désorceleuse mayennaise, Madame Flora, qui a mis au point une technique personnelle de cartomancie. Elle utilise deux types de cartes : des cartes ordinaires provenant de deux jeux dont elle ne prend que les valeurs égales ou supérieures à six, et celles du tarot dont elles se sert en second lieu, dans un but particulier.

Nous allons comparer cette pratique, inscrite à la fois dans la tradition populaire et fruit de l'invention d'une personne particulière, avec d'autres techniques thérapeutiques mieux connues : en particulier avec les thérapies dites « stratégiques » et « systémiques ». Pourquoi ? Parce qu'elles ont en commun un principe d'autorité : le thérapeute (comme le médecin, mais à la

[77] Note 15.

différence du psychanalyste) prétend connaître quelque chose d'essentiel sur la cause du mal et le moyen de s'en débarrasser, mais il ne peut pas, sous peine d'inefficacité, le communiquer au patient (contrairement au médecin, mais à l'instar du psychanalyste). Il met en place une stratégie thérapeutique, considérée comme le meilleur moyen d'atteindre le but pour lequel le patient s'est adressé à lui. Cette façon de faire ne va pas sans poser un problème éthique. Si le thérapeute utilise le procédé stratégique efficace pour atteindre un autre but que celui qui profite au patient, il ne s'agit pas de thérapie mais de manipulation. D'autre part, certaines écoles de thérapie renoncent explicitement à l'exercice d'un pouvoir d'influence, leur stratégie se bornant, en principe, à mettre le patient en mesure de se guérir lui-même, au rythme qui sera le sien : c'est le cas de la psychanalyse, ou de la thérapie rogérienne. D'autres, comme celles qui se réclament de la médecine scientifique contemporaine, tiennent à communiquer au patient toutes les informations le concernant, considérant celles-ci comme objectives et neutres, ce qu'en réalité elles ne sont pas.

Quant à elle, Madame Flora commence par mettre en place un *cadre*. Elle partage ce souci avec la totalité des écoles de psychothérapie, même si ce cadre est hautement spécifique. La notion de cadre mérite un commentaire : il s'agit d'abord, mais pas seulement, d'un *contexte* définissant la position respective du thérapeute et du patient, ce qui est autorisé et ce qui est défendu, le rythme et le nombre des séances et leur déroulement. Il s'agit aussi de l'application d'une *théorie*, au sens le plus large du terme, c'est-à-dire d'une représentation a priori de ce qui peut être cause de la maladie et des moyens d'en influencer le cours ; et de l'application d'une *méthode*, c'est-à-dire d'une ensemble de procédés pratiques adaptés à cette fin. Dans le cas présent, Mme Flora voit ses clients trois fois, à neuf jours d'intervalle, puis une fois par mois pendant quatre mois au moins. La séance dure deux heures. Elle coûtait, en 1970-72, quarante francs français, dont trente pour le tirage des cartes et dix pour des cierges et des messes. Mme Flora reçoit en principe le couple de ses clients, souvent accompagnés de leurs enfants. Elle commence par tirer les cartes ordinaires, puis poursuit en utilisant le tarot. Comme on le verra, chaque jeu possède, dans le déroulement de la cure, une fonction bien distincte : le rôle principal est attribué aux cartes ordinaires, elles servent à dévoiler l'action du sorcier et à jeter les bases d'une stratégie défensive et offensive. Les cartes du tarot s'adressent à l'imagination et entraînent l'adhésion émotionnelle des clients à ce qui leur est dit. Elles servent aussi de confirmation. Le cadre de la thérapie est donc le suivant : la thérapeute travaille dans le contexte de croyances populaires qui sont à la fois très générales et un peu honteuses. Elle les représente et les réactive. Elle s'attribue l'autorité et elle s'en sert. Mais elle s'abrite en même temps derrière celle du jeu de cartes, impersonnel et objectif, qui met en œuvre le hasard et procède de la nécessité. La croyance de base est sans doute celle de la *force* : force vitale que possède tout être humain, force excessive et mauvaise que possède le sorcier, force diminuée, épuisée, de ses victimes.

Dans le cadre de cette thérapie active – oh combien !– Madame Flora utilise d'abord un certain nombre de procédés destinés à influencer le comportement de ses clients et à emporter leur conviction. Ces procédés, on les rencontre dans presque toutes les thérapies de cet ordre. Je les appelle, pour cette raison, *aspécifiques*. Il s'agit d'entraîner la conviction (qui n'est pas véritablement acquise au départ), et d'orienter vers l'action des gens accablés et découragés. Les procédés sont classiques : faire apparaître l'évidence de la persécution grâce à l'attribution d'une valeur symbolique aux cartes (le rouge aux victimes, le noir au sorcier) ; faire alterner habilement les thèmes d'espoir et de danger ; utiliser comme éléments de preuve indépendants des faits qui ne sont que des redondances, ou des associations arbitraires (mais vraisemblables) ; accentuer progressivement l'importance du danger à partir du moment où les clients sont prêts à l'entendre et à passer à l'action ; créer à propos de l'action du sorcier tout un scénario vivant et impressionnant… Et surtout, Madame Flora utilise sa voix : « *elle prend le consultant dès l'arrivée, et ne le lâche pas d'une seconde, elle couvre tous les registres imaginables... elle passe de l'un à l'autre avec une souplesse sans pareille, sans jamais laisser le consultant abandonné à lui-même* ». Son langage utilise fréquemment, dans les moments les plus intenses, des procédés stylistiques : « *rimes internes (féline, voisine), rimes semées (la sale, salope), répétition de phonèmes (féline, raffiné, femme infernale, fléau, fait, fait faire), rythme en crescendo* ».

Mais à cela s'ajoutent des procédés *spécifiques*, particuliers à la pratique de Madame Flora, et dont certains semblent bien avoir été inventés par elle :

Le recours à la cartomancie : c'est l'utilisation d'un système traditionnel, dans le fond comparable à ceux que nous avons déjà rencontrés au chapitre 6, mais que Mme Flora arrange à sa façon de manière à posséder un dispositif simple et efficace pour faire passer les consultants *de la position de victimes à la position d'agresseurs symboliques*. De manière aussi à disposer d'un riche répertoire de représentations symboliques, dont elle ne se sert cependant qu'à titre de confirmation de ses dires, et aussi de dissimulation du mécanisme principal. Une originalité du système d'interprétation de Mme Flora est d'attribuer aux cartes rouges les valeurs positives et de les attribuer aux consultants, aux cartes noires les valeurs négatives et de les attribuer aux sorciers. Mais ce fait n'est pas immédiatement visible, car les assistants sont embarqués dans une sarabande d'interprétations qui défilent, et se rapportent à une multitude d'objets, d'événements présents, passés ou futurs, réels ou imaginés. Chaque carte est susceptible d'interprétations qui varient d'une fois à l'autre. Quelques rares cartes ont cependant toujours la même valeur interprétative. Ce sont : le sorcier (le roi de pique noir), l'ensorcelé (le roi de carreau rouge), et la sorcière (la dame de carreau rouge). On voit ici une exception capitale au code général. Mais « *la désorceleuse ne signale jamais que la dame de carreau qui représente la sorcière est une bonne carte... Elle ne dit surtout pas... que la sorcière pourrait être bonne. Au contraire, elle déclenche toutes ses foudres rhétoriques contre la 'rempâtée salope'* ».

La raison de cette exception remarquable n'apparaît que lorsque l'ensorcelée vient seule à la séance (ce qui arrive toujours une fois ou l'autre, le mari étant retenu) : à ce moment-là et à partir de là, Mme Flora tire la dame de pique (noire), feint d'être choquée, et dit avec solennité : *« Dans l'avenir, vous deviendrez veuve* ». Il faut évidemment expliquer pourquoi la dame se retrouve flanquée d'une carte sombre, en principe attribuée aux forces du mal. Quand le mari est là, l'épouse n'est pas représentée par une carte particulière. La désorceleuse ne signale pas que l'épouse est représentée par une carte mauvaise. Mais à partir de là, elle lui reconnaît une *force* particulière, que le mari ne possède pas. « *Vous serez veuve un jour* » veut dire : « vous survivrez, vous surmonterez l'épreuve, vous êtes plus forte même que le sorcier qui vous accable. Montrez-le ». « *Chaque fois que le mari est absent, l'assomption de la violence fait un pas en avant. Car, armée de la conviction qu'elle, en tout cas, est forte, l'épouse entreprend de dynamiser son mari, hors séance, en utilisant les procédés ordinaires de manipulation conjugale* ». J. Favret-Saada a appelé ce dispositif *embrayeur de violence* [78]. Il mobilise l'énergie latente d'une femme jusque-là confinée dans un rôle secondaire, du fait du patriarcat culturel, et qui rongeait son frein. Il se poursuit par une vraie pédagogie de la violence, par où Mme Flora engage l'épouse à lutter plus activement contre les sorciers, en utilisant une multitude de procédés rituels qu'elle aura à faire accepter à son mari. De ce fait, l'influence de l'épouse sur le mari grandit, et rien ne s'oppose bientôt plus à ce que cette influence s'étende à la gestion de l'exploitation. Pour faire accepter cette violence à des gens qui jusque-là étaient et se voulaient inoffensifs, Mme Flora dramatise la situation, annonce la mort prochaine des consultants s'ils ne se défendent pas. Et la meilleure défense étant l'attaque, le sorcier présumé se voit bientôt agressé de tous les côtés.

---

[78] Note 16.

Le jeu de piquet de Mme Flora possède, on l'a dit, 74 cartes. Parmi elles, 20 parlent du pire (les effets de l'ensorcellement), 4 parlent du meilleur (le triomphe des consultants), 10 ont une signification favorable, et les 40 autres ont une signification libre. Elle ne les interprète pas toujours. Elle s'en sert surtout pour sonder les préoccupations des consultants, grâce à des questions formulées d'une voix ténue, avec un débit rapide, qui fait que les consultants y répondent sans même s'en rendre compte et s'étonnent, après coup, que Mme Flora sache sur eux tant de choses. « *Mme Flora ouvre alors avec les consultants une négociation séparée sur chaque* pensée (préoccupations des consultants) *qui ne prend fin que lorsque ceux-ci admettent sans protester de l'entendre formuler dans le discours du mal... Chaque fois que Mme Flora exprime sous la forme d'une pensée un élément quelconque de l'univers des consultants, elle réussit une opération de symbolisation minimale. Chaque fois qu'elle transporte une pensée du discours de la vie ordinaire dans le discours du mal, elle fait à ses clients une proposition thérapeutique. Et chaque fois que ceux-ci sont capables de reprendre à leur compte cette proposition et de la mettre en acte, ils se désorcèlent* ».

Le jeu de tarot ne sert pas à apporter des informations supplémentaires, mais « *à imprimer dans l'imaginaire des consultants ce qui a été vu au jeu de piquet, en utilisant conjointement des stimuli visuels (les dessins figuratifs des tarots) et des stimuli auditifs (le discours métaphorique de Mme Flora, les modulations de sa voix)... Cette partie de la séance succombe régulièrement à l'amnésie, car elle a entraîné les clients très loin dans l'acceptation... de leurs vœux de mort* ».

Telle que la décrit Jeanne Favret-Saada, la méthode de Madame Flora est très proche de celle des systémiciens. Elle repose, comme elle, sur une hypothèse générale a priori, susceptible de multiples variations, mais suffisamment large pour s'appliquer à la grande majorité des cas. Dans le cas normand, il s'agit d'une croyance, largement partagée, en l'existence de forces malveillantes basées sur l'envie, et dotées d'une efficacité intrinsèque sur autrui. Mais l'efficacité thérapeutique repose, précisément, sur le fait que la pratique guérisseuse se démarque de cette croyance, à laquelle pourtant elle dit adhérer : Madame Flora construit son discours sur l'existence réelle du sorcier, mais fonde sa pratique sur l'hypothèse d'une faiblesse, propre aux clients, dont il faut à tout prix les guérir. Il est vrai que ces théories ne sont pas incompatibles : Madame Flora peut fort bien croire à l'existence des sorciers, même si elle ne s'en occupe qu'indirectement par l'intermédiaire du changement induit chez ses clients. Il n'en reste pas moins que son discours explicite (agresser le sorcier) diffère de son but implicite (modifier le comportement des consultants).

D'une façon analogue, l'école de Palo-Alto décrit les troubles schizophréniques comme des troubles de la communication. Au lieu d'y voir la maladie individuelle d'un patient, elle considère l'ensemble du groupe familial comme « malade », au sens métaphorique du terme. La « maladie » consiste ici à communiquer d'une manière telle que, nécessairement, un des membres du groupe en arrive à se comporter d'une façon particulière, identifiable en termes cliniques. Cette personne, devenue malade du fait de son groupe d'appartenance, sera désormais appelée « patient identifié ». On le sait, l'hypothèse fondamentale est celle du « double bind » : certaines situations induisent des séquences de paroles ou de comportements, dont l'effet coince le patient identifié dans une situation logiquement sans issue. Cela se fait par des injonctions contradictoires, desquelles il ne peut se déprendre, et pour lesquelles n'existe aucune réaction adéquate. La « maladie » est donc considérée comme le résultat d'un processus relationnel qui concerne l'ensemble du groupe, auquel plusieurs peuvent être soumis, mais qui finalement se concentrera sur une seule personne, au grand soulagement inconscient des autres.

Cette théorie, qu'il ne nous revient pas ici de discuter plus avant, a provoqué le développement d'une méthode thérapeutique dont la ressemblance avec celle de Madame Flora est frappante, à certains égards. Le but de la méthode consiste à provoquer un changement chez des gens qui n'ont aucun désir de changer, et auxquels il importe de ne pas dire qu'ils doivent changer, ni pourquoi. La situation pathogène existe, sans doute, mais personne n'en est réellement responsable, personne n'en est réellement conscient. Mettre le doigt sur ce qui ne va pas serait accuser le groupe, provoquer de la culpabilité ou, plus vraisemblablement, le rejet des méthodes et de la compétence des thérapeutes. Le procédé imaginé par l'école de Palo-Alto est de se servir paradoxalement du « double-bind », de le renverser, d'utiliser sa force contraignante au profit du changement espéré, et de faire en sorte que la famille elle-même se charge de ce travail. L'application de cette méthode n'est pas aisée, il faut le dire, mais notre but n'est pas de l'enseigner. En quoi cette méthode ressemble-t-elle à celle de Madame Flora ?

Tout d'abord, l'objectif des thérapeutes systémiciens n'est pas communiqué aux consultants. L'hypothèse explicite est celle que la psychiatrie nous a habitués à admettre : les maladies mentales existent, ce sont de vraies maladies qui frappent certaines personnes pour des raisons encore inconnues. C'est avec cette hypothèse que la famille est venue consulter, et les thérapeutes n'y contredisent pas. L'efficacité thérapeutique repose toutefois sur la mise en œuvre d'une autre hypothèse : celle d'un trouble de la communication propre au groupe des consultants. Les thérapeutes agissent en fonction de cette deuxième hypothèse, qui reste non formulée. Leurs injonctions thérapeutiques sont paradoxales : elles consistent souvent à « prescrire le symptôme », c'est-à-dire à demander à la famille qui consulte, ou à l'un de ses membres, d'accentuer un comportement qu'ils ont identifié, sans le dire, comme l'élément clé d'une séquence pathogène. Cela se fait dans l'espoir d'obtenir l'effet inverse, quand l'absurdité ou l'inadéquation du comportement en question auront été mises en lumière, ou plutôt du fait d'une pression imprévue, exercée sur le système, induisant le changement [79].

Certes, la prescription paradoxale n'existe pas chez Madame Flora. Lorsqu'elle suggère à la mère de famille de devenir plus violente, elle espère bien que son injonction sera suivie d'effet. Mais comme les systémiciens, elle agit en fonction d'une hypothèse différente de celle qu'elle dit partager. Comme eux, *elle induit le changement grâce à une situation qu'elle provoque* (la substitution d'une carte de couleur noire à une carte rouge pour désigner la mère de famille) sans que la ruse ne soit perçue par personne. Jeanne Favret-Saada dit d'ailleurs, à ce sujet, qu'il lui a fallu de nombreuses heures d'observation pour s'en rendre compte.

Les thérapies stratégiques ont toujours fait peur, et posent des problèmes éthiques. Dans le cas de Madame Flora, on peut imaginer que la violence déclenchée à l'encontre d'un voisin, supposé sorcier, devienne incontrôlable. Dans le cas des systémiciens, de Palo Alto et d'ailleurs, on doit surtout craindre que les thérapeutes, disposant d'un puissant instrument de changement comportemental, ne l'utilisent en fonction d'hypothèses erronées. Mais c'est dans toutes les méthodes thérapeutiques, en fait, que la question éthique se pose. Elle est trop souvent masquée par le discours triomphaliste d'une théorie qui se présente comme le véhicule d'un progrès décisif. Quand la mode change, l'imprudence éthique se paie et alimente les controverses. La vraie question est celle de savoir si un thérapeute, quel qu'il soit, quelles que soient ses références, peut se passer d'une zone de non dit. L'efficacité des thérapeutes de Palo Alto était sans doute plus grande lorsque les consultants ignoraient tout de la théorie systémique et des techniques de prescription paradoxale. La diffusion des théories

---

[79] Note 17.

psychanalytiques dans le public, et donc parmi les analysants potentiels, semble avoir également affecté l'efficacité des cures, qui étaient nettement plus courtes du vivant de Freud. Entre éthique et efficacité, faut-il choisir ?

Commençons par distinguer des notions que cette façon de présenter les choses confond volontairement :

Toute méthode thérapeutique possède ses limites éthiques. Si elle est efficace, elle peut faire du tort. Si elle ne l'est pas, elle a tort d'emblée. Une théorie thérapeutique doit réfléchir à ses conditions d'application, à ses limites, à ses dangers propres. Elle le fait d'abord à partir de ses propres prémisses, mais cela ne peut suffire. Par exemple, du fait du transfert, le cadre psychanalytique donne au « sujet supposé savoir », un pouvoir considérable, dont il lui serait facile de mal se servir. L'éthique psychanalytique a dès lors comme premier principe que l'analyste ne doit pas engager dans la cure ses enjeux pulsionnels, ni intervenir de quelque façon que ce soit dans la vie de l'analysant. L'objectif de la cure, vu par l'analyste, ne correspond pas à celui que l'analysant se fixe. Les concepts analytiques ne lui seront communiqués, à dose filée, que dans la mesure où ils lui sont utiles et où il est prêt à les recevoir. Il y a, là aussi, un non dit, qui se justifie par la nécessité de mettre l'analysant en situation de faire sa propre analyse. Il n'empêche : la possibilité des dérives oblige la psychanalyse à accepter, comme les autres méthodes, de soumettre sa pratique à une double critique, interne et externe.

Il existe toutefois une différence importante entre le non dit dans l'analyse, et le non dit des thérapies systémiques. Dans l'analyse, le non dit est de pure abstention : l'analyste ne dit pas tout ce qu'il sait, ou croit savoir. Dans les thérapies systémiques, elle est active : on crée des situations, dont on espère des changements décisifs, sans expliquer pourquoi. Le seul dispositif qui protège dans ce cas les consultants est le contrôle auquel s'obligent les thérapeutes : observations par des tiers, debriefing, analyse des erreurs, correction.

Les guérisseurs, eux aussi, inscrivent leur pratique dans un contexte éthique particulier. Ils disposent d'un pouvoir considérable, mais fragile, qui vient de ce qu'on les considère comme des intermédiaires entre les humains et le monde du sacré. Leur fragilité vient de l'exigence de résultats, une chose que les médecins ne connaissent guère, parce qu'ils ne sont soumis qu'à une obligation de moyens.

Le guérisseur se présente comme le spécialiste d'un système de croyances, auxquelles ses clients adhèrent, et qu'ils connaissent donc dans ses grandes lignes. D'un point de vue systémique, cette connaissance partagée est défavorable au praticien. Il n'est donc pas étonnant de constater qu'il possède des armes secrètes. Nous voyons chez Madame Flora, comme chez Tabane, l'usage de stratégies non communiquées aux patients : déclenchement de la violence salvatrice chez l'une, utilisation des symboles en vue d'une réconciliation chez l'autre.

Les guérisseurs sont, eux aussi, soumis à une forme de contrôle : outre l'obligation de résultats, déjà citée, ils sont tenus de rester cohérents par rapport aux croyances partagées. Même s'ils en jouent, ils doivent les respecter. C'est à la fois la source principale et la limite de leur pouvoir. Mais c'est aussi ce qui les distingue des charlatans, qui n'acceptent pas cette limite et manipulent les croyances à leur guise.

Chapitre 8 : Le modèle traumatique : l'apport des pratiques traditionnelles [80]

On commence à connaître le *susto* : il a même les honneurs du DSM IV… On le définit, dans les manuels de psychiatrie qui en parlent, comme un « syndrome ethnique », une sorte particulière de dépression, mise en forme par les croyances propres aux populations des Andes, d'Amérique Centrale, et de la partie hispanique de l'Amérique du Nord. Ce qu'il a de particulier : un mode d'entrée brusque (on parle d'une peur intense), une constellation de symptômes somatiques (tics nerveux, diarrhée, anorexie) et de symptômes dépressifs (découragement, insomnie, nervosité, apathie). Par contre, on ne parle pas de culpabilité, ni des symptômes de la lignée mélancolique. La caractéristique principale est d'ordre étiologique : selon le patient et son entourage, la cause est la rencontre d'une force surnaturelle, et l'effet de cette rencontre est une séparation de l'âme et du corps. Privé de son âme, le patient va mourir si le *curandero* sollicité ne réussit pas à réintégrer l'âme dans le corps en l'y attirant, en nettoyant le corps au moyen d'herbes aromatiques et de prières appropriées. Le caractère brutal de la survenue du *susto* et la notion de peur inaugurale l'ont rapproché par ailleurs du syndrome de stress post traumatique (PTSD).

En fait, si l'on fait abstraction de certaines particularités directement liées aux croyances des populations concernées, le syndrome n'a pas la spécificité géographique qu'on lui donne. La frayeur brusque est presque universellement reconnue comme une cause majeure de troubles psychiques, dont la description clinique change peu d'une zone culturelle à l'autre. Et le modèle explicatif d'une séparation entre l'organisme et un principe immatériel, qui normalement l'anime, est tout aussi répandu. Ce qui me semble particulier est plutôt l'absence de ce mécanisme explicatif dans la

[80] D. SCHURMANS, Halluciner sans être fou ?, in : L.T. TOVMASSIAN et H. BENTATA, *Traumatismes, lien social et éthique*, Paris, In Presse, 2016.

société occidentale. Encore faut-il se demander si cette absence est bien réelle, s'il ne s'agit pas plutôt d'un artefact. En d'autres termes, il est possible que le syndrome soit tout aussi fréquent en Europe qu'il l'est ailleurs dans le monde, mais qu'il ne soit pas reconnu comme tel, dans la mesure où la catégorie diagnostique adéquate n'existe pas chez nous.

Serait-ce donc un sacrilège, que de ramener l'admirable psychopathologie occidentale au rang d'une quelconque « théorie indigène » sans assise ni autocritique ? En examinant les choses de près, avec tout le respect qui est dû en effet à la tradition clinique occidentale, on aperçoit des choses fort intéressantes. Notamment ceci : que cette tradition n'est pas immuable, qu'elle est traversée par des débats théoriques – et c'est tout à son honneur – mais aussi par des effets de mode. On aperçoit aussi qu'un des principaux débats théoriques, qui se prolonge encore aujourd'hui, porte précisément sur le sujet qui nous occupe. Il s'agit de la place du *trauma* psychique dans la causalité du même nom. Dans les Etudes sur l'Hystérie de Breuer et Freud (1895), les auteurs croient à l'origine traumatique de l'hystérie : ce serait une séduction sexuelle précoce et réelle. Puis un jour, en 1897, Freud abandonne l'idée de la réalité de la séduction, qui ferait de presque tous les pères de fillettes des pédophiles, et invente la théorie du fantasme. Celle-ci se révèle particulièrement féconde, notamment parce qu'elle entraîne à sa suite deux découvertes fondamentales : celle de la sexualité infantile et celle de l'élaboration psychique (*Durcharbeitung*). A partir de là, la psychopathologie devient dynamique, et la psychanalyse est née. Toutefois, comme il est impossible de nier que la séduction de l'enfant par un adulte est parfois bien réelle, la théorie traumatique ne disparaît pas totalement. Les guerres du XXème siècle, et d'autres événements horribles, se chargeront de le rappeler.

A travers des résistances énormes (celles des militaires et celles des psychologues), l'effet pathogène des traumatismes psychiques a fini par se faire reconnaître [81]. Dès lors, deux théories parallèles se font face, mais on va réussir à les faire coexister tant bien que mal, en distinguant deux types de névroses : les *névroses actuelles* et les *psychonévroses.* Les premières sont ainsi appelées parce qu'on les considère comme causées par un trouble actuel (insatisfaction sexuelle, selon Freud). Le terme « actuel » veut dire que le début des symptômes est contemporain de ce qui les cause, ou se situe en contiguïté temporelle avec eux. Les troubles psychotraumatiques en feraient partie. Le mot *psychonévrose* a été forgé pour exprimer l'idée d'une causalité liée à l'élaboration psychique, qui peut prendre plusieurs années. Le schéma de Freud, on le sait, est celui-ci : un traumatisme infantile[82], souvent méconnu, entraîne une *fixation* libidinale à un stade infantile, sans production de symptômes, jusqu'à ce qu'un second événement traumatique (qui souvent ne l'est que d'une manière symbolique) provoque la *régression* à ce stade de l'organisation libidinale et la formation des symptômes. Le refoulement transforme les souvenirs archaïques et les rend méconnaissables, sauf à l'interprétation de l'analyste.

La cure psychanalytique s'occupant essentiellement, sinon exclusivement, des psychonévroses, les névroses actuelles et traumatiques sont longtemps restées sans intéresser personne, à l'exception de certains psychiatres et psychologues militaires dont les méthodes d'intervention s'inspiraient surtout du behaviorisme. Les deux théories se sont affrontées. Durant presque tout le XXème siècle, le rapport de forces était tel, que les névroses actuelles ou traumatiques sont longtemps restées dans l'ombre. La plupart des praticiens se sont échinés à les réduire à la portion

---

[81] Note 18.

[82] Ce premier traumatisme peut aussi être causé par un conflit interne à l'appareil psychique de l'enfant.

congrue, en montrant que même dans les névroses de guerre il existait une part d'élaboration psychonévrotique, et que le traumatisme actuel pouvait n'être qu'un écran de fumée, masquant les phénomènes infantiles. Ce n'est donc pas un hasard si, depuis que l'hégémonie psychanalytique décline, le cognitivo-comportementalisme réhabilite l'idée d'une causalité traumatique, dont le PTSD est l'emblème. Ce n'est pas un hasard non plus si l'on entend insister de plus en plus sur la réalité d'actes incestueux, qu'on aurait un peu vite considéré naguère comme fantasmatiques. Il est d'ailleurs heureux qu'on cesse de disqualifier systématiquement les dires des victimes. C'est un retour de balancier, dont l'inconvénient est qu'il conduit aussi à stigmatiser parfois des innocents.

Dans la mesure où elle reste marquée par Freud, notre tradition clinique a donc ses propres raisons de rester aveugle à la causalité traumatique, dont elle reconnaît pourtant l'existence, du bout des lèvres. La différence entre les deux théories est d'ailleurs moindre qu'on ne le dit : après tout, la théorie freudienne des psychonévroses est aussi, d'une certaine façon, une théorie traumatique. Simplement, elle situe systématiquement dans la première enfance le traumatisme inaugural, elle fait intervenir la sexualité infantile, et fait des symptômes l'effet du refoulement plutôt que l'expression directe des effets du trauma.

À côté de ces débats d'école, se situe quelque chose de tout aussi important. La personnalité des patients, qui s'est constituée à un stade indiscutablement archaïque, les prédispose à réagir d'une manière ou de l'autre, vis-à-vis d'un traumatisme psychique : tantôt en *élaborant* les souvenirs et les représentations traumatiques, grâce à des mécanismes défensifs efficaces, mais parfois coûteux en termes d'énergie psychique, et producteurs de symptômes névrotiques (refoulement, déplacement, condensation...); tantôt, au contraire, en *s'abstenant de les élaborer*, c'est-à-dire en les *niant*, en les *clivant*, en essayant de les faire disparaître du champ de la conscience et du champ du subconscient, quitte à ce qu'ils réapparaissent sous la forme de symptômes organiques et de cauchemars vrais (terreurs sans contenu…).

Parmi nos patients, nous voyons en effet deux types de réaction, deux types de personnalité : soumis à des contraintes analogues, les uns transforment, les autres « encaissent ». Pour les premiers, la difficulté psychologique est perçue comme un nouveau problème à résoudre. Pour les seconds, elle est perçue comme la répétition inévitable d'une même situation. Les premiers font appel à leur expérience, établissent des liens qui leur servent à traiter l'information d'une manière utile. Les seconds se laissent envahir par le sentiment de plus en plus insupportable d'être livrés à un destin incompréhensible. Les premiers possèdent une personnalité dite *névrotique* (ce qui ne signifie pas qu'ils soient névrosés, bien qu'ils soient susceptibles de le devenir). Les seconds regroupent les personnalités dites *limites* (qui comprennent les états « borderline » comme forme pathologique) et les personnalités dites *psychotiques* (susceptibles, sous certaines conditions, de faire une psychose clinique).

La théorie est utile, mais elle est trompeuse aussi. Ce que je viens de dire fait bon marché d'une donnée essentielle, qui est la nature du trauma, son importance, et sa répétition. Lorsqu'il est violent, et surtout lorsqu'il se répète, le trauma peut avoir assez de force pour *submerger les capacités d'élaboration psychique* d'une personne qui, dans des circonstances de vie normales, aurait été capable d'élaborer normalement, c'est-à-dire sur un mode névrotique, les données de son expérience. Le trauma bouscule l'organisation des mécanismes de défense, et force la personnalité à réagir d'une façon structurellement plus archaïque. Somme toute, la personnalité est une structure à étages : les étages supérieurs (qui permettent une organisation psychique de type névrotique) sont acquis plus tardivement, quand ils le sont. Ils n'ont pas toujours la même solidité vis-à-vis des traumatismes. C'est précisément de cette solidité que dépend ce qu'on appelle la *résilience*. Celle-ci se définit opérationnellement comme la capacité à résister aux traumatismes tout en maintenant intacte la faculté d'élaboration.

En termes psychodynamiques, la *frayeur* n'est pas autre chose que le signal de l'impossibilité d'élaborer l'expérience vécue. Par rapport à l'angoisse névrotique, elle est comme le cauchemar par rapport au rêve. Pour Freud, *le rêve est le gardien du sommeil.* Le cauchemar, à l'inverse, interrompt le sommeil. Quand un rêve s'interrompt parce que l'angoisse est trop forte, c'est le signe que l'élaboration psychique de son contenu n'est pas possible. Le cauchemar est un rêve inachevé, et dès lors un rêve traumatique. Ceux qui souffrent de cauchemars savent que souvent ils se répètent. Ils en souffrent dès lors de plus en plus, incapables même d'en saisir le contenu, puisqu'ils se réveillent avant que ce contenu ne se présente à leur conscience. Il arrive cependant, parfois grâce à la thérapie, que le cauchemar se transforme en rêve ordinaire, et qu'il aille jusqu'à son terme : ce qui veut dire que les processus d'élaboration se sont remis à fonctionner. Un tel événement est d'une grande importance thérapeutique. Par ailleurs, on le sait, les cauchemars répétitifs font partie des symptômes du PTSD et des troubles psychotraumatiques. Là aussi, le retour des rêves est un signe d'amélioration clinique.

La frayeur n'existe pas que dans les cauchemars. Elle fait aussi partie, en tant que symptôme inaugural et cardinal, de nombreuses situations pathologiques : elle fait par exemple partie du syndrome d'invasion délirante, quand la psychose commence brusquement, par une intuition atroce ou par la disparition soudaine de tous les repères. Elle fait partie du syndrome psychotraumatique, quand survient un accident imprévisible, une souffrance qui dépasse les possibilités de l'imagination, une catastrophe, un choc émotionnel majeur. Dans ce syndrome, l'élément déterminant est la surprise. Sa conséquence est la disparition de l'*illusion de sécurité* dont, naïvement, le sujet se prévalait jusque-là, comme du reste nous le faisons tous.

La gravité intrinsèque du traumatisme joue son rôle. Et pourtant, le traumatisme se produit parfois pour des raisons

« objectivement » mineures. Le berger qui se trouve épargné par une trombe, dans le désert ou dans la brousse, n'a subi aucun dommage corporel, mais de s'être trouvé face à une puissance surnaturelle, il peut être aussi hébété, aussi stuporeux, que s'il avait été victime d'un bombardement aérien. Quelqu'un qui subirait le même événement en le considérant seulement comme un phénomène naturel en serait quitte pour la peur.

Les conséquences ultérieures de la *frayeur* sont de gravité variable, mais on y retrouve des éléments communs : une inhibition majeure des processus de *self contrôle* émotionnels et cognitifs, l'apparition de comportements automatiques désorganisés, et ultérieurement des symptômes somatiques, des reviviscences (*flashes back*) et des cauchemars répétitifs, et l'impossibilité *d'investir le présent* (même s'il est sécurisant). Ces éléments communs se situent le plus souvent dans un tableau de *névrose actuelle*, mais ils peuvent aussi être repris par un processus délirant. Dans les deux cas, les mécanismes de défense du patient sont débordés, invalidés pendant un temps plus ou moins long, et parfois définitivement.

Que se passe-t-il, en fait, dans l'un et l'autre cas ? Le *trauma,* la blessure, porte sur le narcissisme du sujet. La névrose actuelle est aussi appelée *névrose narcissique*, et la psychose de toute évidence est une pathologie du narcissisme. Il y a là un point commun. Il serait absurde d'assimiler à une psychose les formes les plus communes des névroses traumatiques. Pourtant, notons les ressemblances : les défenses reposent fondamentalement sur les mécanismes de clivage et de négation ; la répétition règne en maître ; une fois produit le traumatisme initial, il n'y a aucune proportion entre l'effet et la cause ; l'image de soi et l'image du corps sont durablement déformées et dévalorisées ; le *sens de l'expérience* ne peut être intégré à une visée existentielle.

Ces ressemblances ne peuvent nous faire négliger le fait qu'un psychotique délire, alors qu'un névrosé traumatique ne le fait pas. Mais la clinique des états post traumatiques, comme d'ailleurs la clinique ethnopsychiatrique des états de *frayeur*, nous montre aussi de nombreux cas où l'existence d'un processus délirant d'extension limitée est difficile à exclure. Des phénomènes hallucinatoires, ou proches de l'hallucination, peuvent se produire dans un contexte qui ne semble pas franchement psychotique.

Je crois dès lors que l'approche théorique, qui nous sert à distinguer cliniquement les psychoses des névroses, ne convient pas vraiment à la réalité des phénomènes traumatiques. Elle a été pensée en fonction de l'opposition entre les psychonévroses et les schizophrénies. C'est là qu'elle a sa vraie portée et son domaine de validité. Si l'on veut vraiment rendre compte des différences et des ressemblances entre les phénomènes traumatiques et les psychoses, il faut changer d'approche.

La psychose peut commencer de plusieurs façons, parfois insidieusement. Mais quand le début est brutal, pour autant qu'on puisse l'observer, il ressemble souvent comme deux gouttes d'eau à un traumatisme psychique majeur: stuporeux, incapable de comprendre ce qui lui arrive, le patient se plaint souvent de sensations étranges dans son corps. Le Président Schreber, qui fut schizophrène paranoïde puis paraphrène, et qui a décrit son expérience dans un livre, a parfaitement rendu compte de cette phase. La première atteinte de la psychose se présentait comme une dépression anxieuse, fortement accompagnée de troubles psychosomatiques. Elle n'a pas été diagnostiquée autrement. Elle a été soignée, apparemment avec succès, par le Professeur Flechsig, éminent neurologue et psychiatre, devenu par la suite un des personnages principaux du délire de Schreber. Le tableau clinique ressemblait tout à fait à un PTSD, à ceci près qu'on ne pouvait pas mettre le doigt sur un traumatisme psychique réel, à moins de considérer comme telle la déception récente de ne pas avoir été élu au Reichstag. Et certes il s'agissait bien d'un traumatisme terrible, mais seulement dans le cadre d'une fragilité narcissique particulière, prédisposant Schreber à la psychose. Le délire s'est élaboré ensuite, à bas bruit, jusqu'à l'arrivée de l'agitation forcenée qui en était la conséquence. Elle a été considérée comme une rechute imprévisible. En fait, ce délire était une forme d'élaboration particulière, reposant sur une confusion entre le signifiant et le signifié, et servait à rendre au traumatisme narcissique un sens qui lui faisait trop cruellement défaut.

Sur cette base, nous admettrons que la notion de trauma psychique est nécessairement relative à la capacité de *résilience narcissique* de celui qui le vit. Dès qu'un événement vécu dépasse la résilience du sujet et affecte son narcissisme, il donne lieu à un syndrome psychotraumatique caractéristique, identique au PTSD ou très proche de lui. La caractéristique fondamentale de ce syndrome est l'inhibition : sur le plan cognitif, il y a un syndrome stuporeux, de l'inhibition cognitive, des troubles de la mémoire et de la concentration ; sur le plan affectif, une perplexité anxieuse et une humeur dépressive ; sur le plan somatique, des douleurs vagues et sans cause, de l'insomnie, des troubles fonctionnels.

C'est exactement cela que les guérisseurs traditionnels reconnaissent et, avec un extraordinaire à-propos, attribuent à une *grande frayeur*. Dans leur langage interprétatif, la conséquence de cette frayeur, ainsi que la cause immédiate des symptômes, est simplement la sortie de l'âme du sujet hors de son corps. Dans un langage psychanalytique, on dira qu'en blessant le narcissisme, en transformant l'image de Soi et l'image du Corps, l'événement a rendu le sujet incapable de le situer dans un ensemble signifiant, quel qu'il soit. Remarquons en passant que les deux langages ne sont pas aussi éloignés l'un de l'autre qu'il y paraît : en effet, qu'est-ce que l'âme, sinon la capacité de donner du sens aux choses ?

Reste encore à comprendre ce qui se passe après le traumatisme, et après la phase d'inhibition qui lui succède immédiatement.

Les conséquences de l'agression traumatique dépendent à la fois de l'intensité qu'elle revêt et de certaines caractéristiques qualitatives. Pour reprendre l'exemple du Président Schreber, un échec lors d'une élection est certes un traumatisme, (comme l'est aussi le fait de ne pas avoir d'enfant – c'était son cas), mais ces événements ne sont généralement pas susceptibles de provoquer ni syndrome d'inhibition majeure, ni a fortiori une psychose paranoïde. Si dans ce cas précis, ils l'ont fait, c'est en vertu d'une fragilité dont on peut trouver sans doute l'origine dans l'éducation particulièrement exigeante, frustrante, castratrice, *traumatique*, dont l'enfant Schreber avait été victime de la part de son père.

D'autre part, il y a des circonstances de vie particulièrement atroces, qui sont aujourd'hui considérées comme capables de provoquer un PTSD chez n'importe quel être humain. Pourtant, certains y résistent. Trois chemins s'offrent à la victime, en fonction de ses *capacités d'élaboration*.

1) Le premier est la voie de la névrose actuelle : elle se caractérise par l'absence de processus d'élaboration. Quelles que soient d'ailleurs les capacités du sujet avant le trauma, elles sont dépassées par l'événement, elles se bloquent. Le tableau est alors dominé par la *compulsion de répétition* : reviviscences, cauchemars répétitifs. Le plus souvent, une telle phase de blocage dure quelques heures, parfois quelques années, parfois toute la vie. Quand elle peut se dépasser, le processus d'élaboration se remet en route : il peut être de type névrotique, ou de type psychotique.

2) Le type névrotique se caractérise par le fait que des liens se rétablissent entre le vécu traumatique et tout ce que le sujet avait vécu jusque-là, y compris bien entendu les traumatismes infantiles. Les mécanismes névrotiques de défense se rétablissent et déterminent la symptomatologie. Une telle évolution peut être recherchée par le thérapeute, parce qu'elle permet la mise en œuvre de techniques psychothérapiques bien rodées. Mais il ne faudrait pas oublier qu'elle ne peut intervenir que chez une personnalité assez solide et structuralement névrotique, et seulement lorsque se manifestent des signes *spontanés* d'élaboration névrotique. En tout état de cause, le but de la

thérapie ne vise pas à fortifier les liens névrotiques, mais à en libérer le sujet.

3) La troisième possibilité est l'évolution psychotique. C'est une forme d'élaboration particulière, reposant sur une confusion entre le signifiant et le signifié : quelque chose s'est passé, dont l'explication est impossible. Savoir ce que cette chose signifie serait atroce. Elle ne signifie donc rien, mais elle existe... Elle existe sans rien signifier, comme un *fait brut*. C'est insupportable, bien sûr : l'être humain est fait pour comprendre. Il se met donc à imaginer une croyance délirante, où l'existence de cette chose pourra trouver place sans que la question de sa signification soit jamais posée. Une des solutions délirantes les plus fréquentes est de considérer que « la chose », par exemple un événement traumatique, est causée par l'intention malveillante d'un persécuteur. Les psychiatres occidentaux ont l'habitude de considérer comme un psychotique probable le patient qui interprète de cette façon un événement fortuit.

A ce stade, on ne peut s'empêcher de revenir à l'ethnopsychiatrie. Les croyances traditionnelles expliquent en effet le trauma par une *intentionnalité réelle*, celle d'un être surnaturel, ou celle d'un jeteur de sorts ou d'un sorcier. Qu'on les partage ou non, ces croyances ne sont pas délirantes. Elles permettent à la victime de donner un sens socialement acceptable à l'expérience vécue, quelle que soit son étrangeté. Elles sont tellement prégnantes, tellement efficaces, qu'elles se substituent souvent à l'élaboration névrotique, qu'elles empêchent dans beaucoup de cas l'évolution délirante et, lorsque celle-ci se produit malgré tout, elles la rendent réversible et curable par des moyens traditionnels. Enfin, elles donnent à la victime des ressources tout aussi efficaces pour lutter contre l'installation d'un syndrome post traumatique de longue durée.

L'expérience traumatique est d'abord une expérience de réalité. C'est à ce titre qu'elle est traumatisante. La signification symbolique qu'elle possède aussi, nécessairement, n'est pas comprise par le sujet au moment où il la vit. Tout l'effort défensif vise à en annuler l'effet douloureux, à la chasser de la conscience, certainement pas à en comprendre la signification. Aux yeux de la personne traumatisée, intégrer le message que l'événement comporte ne pourrait qu'en organiser la pérennité. Bien sûr, c'est faux: c'est précisément parce que l'événement est incompréhensible qu'il produit dans le psychisme des effets de répétition. Effacer l'événement de la mémoire est d'ailleurs impossible et illusoire, mais le sujet s'y cramponne, parce que cela lui semble être la seule solution.

Dans une telle situation, que font les psychologues ? Ils peuvent utiliser leurs techniques habituelles : chercher à favoriser la prise de conscience de la signification individuelle de l'expérience, aider le patient à établir des liens entre cette expérience et d'autres expériences inscrites dans la mémoire consciente et inconsciente. Mais cette attitude heurte de plein fouet le processus défensif. Dans l'immédiat, elle est généralement refusée par le patient.

Dans la même situation, que font les guérisseurs ? L'exemple du *susto* nous le montre : la cure consiste, là aussi, à donner du sens à l'expérience, mais il s'agit cette fois d'une signification culturelle, collective, et pas d'une signification psychologique individuelle. L'instance surnaturelle rencontrée, la frayeur éprouvée lors de la rencontre et la séparation de l'âme et du corps qui en résulte sont des éventualités connues, admises. Ce sont des choses qui peuvent arriver à tout le monde, sans référence précise à l'histoire du sujet. Il est dès lors possible à celui-ci d'admettre l'explication proposée, sans exposer son intimité psychique au regard des autres, et surtout au sien propre.

Aussi incompréhensible qu'elle soit, l'expérience traumatique possède une apparence. Elle ressemble à une apparition spectrale : mystérieuse, indéterminée, mais non sans forme. Les victimes sont capables de décrire tant bien que mal ce qui leur est arrivé, l'effet que ça leur fait, la manière dont ils en sont affectés.

La force des interprétations traditionnelles réside dans le fait qu'elles collent au plus près de cette apparence, alors que les interprétations psychologisantes n'y correspondent pas du tout. Par exemple, dire au patient qui vient de vivre une frayeur intense, que de ce fait son âme est séparée de son corps, cela ne le surprend pas, car c'est exactement cela qu'il éprouve, sauf si son éducation ou sa culture l'ont conduit à rejeter ce genre d'explication. Son corps lui paraît fonctionner automatiquement, indépendamment de son esprit happé par la prégnance des souvenirs traumatiques.

L'interprétation traditionnelle a la force de l'évidence, d'abord parce qu'elle est *phénoménologiquement vraie* (elle décrit parfaitement le vécu), ensuite parce qu'elle est *culturellement vraie* (conforme à la culture). Elle se montre dès lors capable de greffer sur l'expérience personnelle désorientée du patient, des fragments cohérents de discours collectif.

Conclusions

Dans la plupart des sociétés dites « traditionnelles », un des principaux modèles explicatifs du trouble mental est celui de la *grande frayeur.* Mis en forme de façon diverse par la culture ambiante, ce modèle garde une profonde unité transculturelle. Il existe aussi chez nous, mais sous une forme masquée. La notion de frayeur correspond à celle de trauma psychique : c'est l'irruption dans le psychisme d'un contenu impossible à élaborer. Remis à l'avant-plan par le nombre croissant de personnes psychiquement traumatisées qui demandent de l'aide, le *modèle traumatique* oblige à se demander *ce qui est inélaborable, et pourquoi, et pour qui.*

Mon hypothèse de travail était que deux grands processus pathogénétiques existaient en psychiatrie, le *traumatique* et le *psychonévrotique,* que leurs conséquences cliniques étaient différentes et identifiables, et que les moyens thérapeutiques à mettre en place se devaient d'être totalement différents. Cette hypothèse doit être nuancée : grâce à la notion d'*élaboration psychique*, qui nous a servi de critère, on a pu voir qu'il existait des éléments traumatiques au sein du processus névrotique, et qu'une forme d'élaboration psychique pouvait se faire dans les névroses traumatiques, grâce au temps qui passe, ou grâce à l'intervention d'un thérapeute. L'opposition n'est donc pas aussi tranchée qu'il y paraissait au départ. Néanmoins, elle reste pertinente :

- elle permet de distinguer deux types de réactions aux événements pathogènes, relevant d'approches distinctes.
- elle permet aussi de distinguer deux types de personnalités, selon qu'elles tendent à ressentir les événements significatifs comme *de l'identique qui s'accumule*, ou comme *des énigmes à résoudre et à articuler entre elles.*
- elle permet de définir opérationnellement le traumatisme psychique, comme ce qui dépasse les capacités d'élaboration d'un sujet donné, dans un contexte donné.
- elle situe le traumatisé psychique à la croisée entre névrose et psychose : comme le névrosé, il reste en contact avec la réalité dans son ensemble (il ne délire pas), mais les mécanismes de défense qu'il emploie sont proches de ceux du psychotique (clivage, déni) et ses symptômes les plus courants ressemblent à ceux que ressentent certains schizophrènes *avant* l'état floride.

Enfin, j'ai montré que les guérisseurs traditionnels avaient, vis-à-vis du processus traumatique, une longueur d'avance sur les psychiatres et psychologues, et pourraient utilement leur servir de guides. Nos méthodes psychothérapeutiques ont été imaginées en fonction de la pathogenèse des psychonévroses. Elles sont mal adaptées à la pathologie traumatique, alors même que celle-ci devient de plus en plus fréquente. Les guérisseurs traditionnels, au contraire, connaissent leurs meilleurs succès avec ce genre de pathologie, car leurs méthodes consistent pour l'essentiel à *réinjecter du sens* là où celui-ci faisait défaut, en prenant appui sur une symbolique collective, dans laquelle ils réintègrent le patient.

Chapitre 9 : Les ressorts secrets de la cure

Après toutes ces réflexions, qu'avons-nous appris sur les méthodes de guérison ? Que pouvons-nous en tirer pour notre pratique ?

Nous sommes d'abord conduits à reconnaître que sous l'angle *technique*, les procédés des guérisseurs traditionnels et ceux des psychothérapeutes officiels ne sont pas aussi différents les uns des autres qu'on nous le dit. La différence se situe ailleurs : elle concerne le but poursuivi, en référence avec une définition différente de ce qu'est une *personne humaine* dans sa relation à autrui.

Commençons par l'aspect technique des procédés thérapeutiques. Nous en avons distingué deux types : notamment, ceux que j'ai regroupés sous l'appellation de *facteurs non spécifiques*, qui relèvent de la suggestion et de l'influence. Ces facteurs se retrouvent, à des titres divers, dans toutes les méthodes. Ils y figurent, toutefois, à des places différentes : tantôt ils en constituent l'essentiel, tantôt l'on y vise à les réduire au minimum, on ne s'en sert qu'avec une certaine honte, on cherche à les éliminer. N'empêche, ils sont présents. Les *facteurs spécifiques* se veulent, par contre, propres à chaque méthode, et dès lors différents. Mais cette différence est-elle véritable ? Quelle est la relation entre la pratique du thérapeute et la théorie dont il se réclame ? Chaque théorie propose une causalité à la maladie, la considérant comme véritable, féconde, et plus exacte que les autres. L'efficacité de la pratique est généralement présentée comme une preuve, ou tout au moins comme un argument probant en faveur de la validité de la théorie.

Si cette façon de voir était vraie, nous serions amenés à adhérer sans autre examen à chacune des théories, notamment à celles des guérisseurs, dont l'efficacité, dans le contexte traditionnel où ils opèrent, est sans égale. Cela nous pose un problème logique, et nous invite à essayer de construire une *métathéorie* : une théorie des théories, capable de rendre compte de l'efficacité *spécifique* d'une théorie éventuellement *fausse, mais non arbitraire*.

Ceci nous amène fatalement à nous interroger sur la relation *contextuelle* qui existe entre la théorie du guérisseur et la production, par un malade, dans un milieu culturel déterminé, des symptômes de sa maladie. En d'autres termes, dans une société qui croit en l'existence des sorciers, la sorcellerie, en tant que représentation, en tant qu'aménagemnt des relations humaines, doit être un facteur de production de symptômes qui seront, après coup, reconnus comme relevant d'une attaque par des sorciers, et qui seront dès lors amendables par des procédés de *désorcellement*. Le même raisonnement conduit à admettre, à titre d'hypothèse, que dans une culture comme la nôtre, les concepts de la psychanalyse ou du cognitivisme peuvent tirer leur pertinence d'une relation contextuelle avec les conditions de production des symptômes présentés par nos patients occidentaux. La fonction de la métathéorie que j'appelle de mes vœux serait alors de préciser cette relation, et plus précisément celle qui existe entre la production d'une maladie et le contexte culturel où elle est produite, ainsi qu'entre ce contexte culturel et l'élaboration de théories efficaces.

Au point où nous en sommes, il n'est pas inutile de revenir sur quelques notions phénoménologiques concernant la maladie et la guérison. Bien qu'il y ait une énorme quantité de maladies, souvent totalement différentes les unes des autres par leurs causes et par leurs manifestations, la maladie est aussi une expérience vécue qui s'impose à nous, indépendamment de ce que nous savons ou de ce que nous ignorons de ses causes. On peut reconnaître à cette expérience vécue un point commun : dans tous les cas, être malade c'est faire l'expérience d'un *désordre inexplicable*. Il arrive, après-coup, avec l'aide du médecin ou celle de l' « homme-médecine », que le malade comprenne un peu mieux ce qui lui arrive : de ce simple fait, il se sent soulagé, tant il est vrai que ne pas comprendre, c'est déjà souffrir. L'expérience de la maladie, c'est encore le *sentiment d'impuissance* : on perd la maîtrise sur soi-même, maîtrise toute relative, on le sait, mais qui nous aide à vivre. D'un mot, la maladie c'est la *déréliction*. Par opposition, il existe aussi un point commun à tous les processus de guérison : on pourrait l'appeler la *restitution du sens* de l'expérience vécue. Quels que soient les moyens employés, le malade se convainc que les choses rentrent dans l'ordre, que son pouvoir sur lui-même se rétablit, que l'inexplicable disparaît. Ce changement constitue à mon sens l'essence même, non de toute guérison, mais de toute *expérience* de guérison. La différence est évidente : la guérison peut être un phénomène biologique et matériel, tandis que l'expérience de guérison est toujours, par définition, un phénomène psychologique.

L'observation des guérisseurs, et de leurs patients, nous force à admettre que l'organisation d'une expérience de guérison suffit, dans certains cas, à provoquer la guérison effective. Il se pourrait que dans certains cas, le corps réponde à l'expérience vécue, par des mécanismes encore largement inexpliqués. Il se pourrait que dans certains cas, il n'y ait pas de différence entre guérison et expérience de guérison, ce qui impliquerait qu'il n'y ait pas de différence véritable non plus entre la maladie et l'expérience d'être malade. Il se pourrait encore que la maladie soit sous la dépendance de facteurs relationnels, que les pratiques guérisseuses sont capables de modifier. Ce dernier cas est le plus intéressant. Nous avons vu, dans les différents exemples choisis, comment des pratiques rituelles pouvaient très logiquement changer la position relationnelle du patient par rapport à son entourage, avec comme conséquence la réinsertion du patient dans un *réseau d'échanges signifiants*. Dès lors la guérison peut survenir, si les lois de la biologie ne s'y opposent pas.

Ces phénomènes font également partie du processus psychothérapique que nous connaissons en Occident. Un exemple éloquent nous est fourni par certains traitements proposés aux jeunes suicidaires, et qui peuvent être décrits comme des psychothérapies brèves institutionnelles [83]. Ils consistent en une hospitalisation de courte durée (3 semaines environ) dans un service très « cadrant » (un règlement bienveillant mais précis et exigeant, excluant les états d'âme mais ouvert au dialogue) et très « soutenant » (énormément d'échanges avec l'équipe thérapeutique et avec les autres jeunes présents). L'expérience du jeune, avant et après sa tentative, avait été celle d'une déstructuration des repères existentiels qui concrétisent le lien social. A l'inverse, le séjour en institution donne l'occasion de reconstruire le lien social, dès les premiers jours, bien que l'essentiel se fasse plus tard, après la sortie, grâce au réaménagement des conditions d'existence et à une psychothérapie individuelle.

A titre d'exemple, voici le cas d'une jeune fille, orpheline de mère et en conflit avec son père, qui tenait le coup grâce à sa « bande de copains ». Un jour, arrive dans le parc où ils se réunissaient, une autre bande, plus âgée, dont leurs parents craignent l'influence. Du coup, ceux-ci décident d'interdire à leurs enfants de se rencontrer. Selon le schéma issu de la pratique des guérisseurs wolof, il y a chez cette jeune fille, à la fois, une carence chronique de la Filiation maternelle, une carence aiguë de la Filiation paternelle, et un brusque effondrement de l'axe d'Alliance : le seul axe qui « tenait » encore, et qui remplissait tant bien que mal sa fonction de soutènement de l'identité personnelle. Le résultat : plusieurs tentatives de suicide, ainsi qu'une perte d'identité qui donnait l'impression d'une entrée en psychose.

Les entretiens pratiqués avec ces jeunes, en début de séjour, traduisent un désordre existentiel profond, une disparition du sens de la vie, une impossibilité de projection dans l'avenir. Le vécu, bien évidemment, est dépressif et anxieux. Dans les cas typiques, comme l'humeur est éminemment instable et réversible, il ne

[83] Je me réfère entre autres au Centre Louis ABADIE de Bordeaux, et au Centre Patrick DEWAERE de Lierneux.

s'agit pas d'une dépression classique. Les capacités de restructuration sont présentes, et pour peu qu'on leur en donne l'occasion, les repères se recréent très vite, sans neuroleptiques, et l'humeur se rétablit, sans traitement antidépresseur. Cela suppose néanmoins, de la part des thérapeutes, un travail intensif : l'action consiste à retisser des liens associatifs entre les éléments épars de ces existences éclatées, et à leur restituer, de façon active, *prothétique*, le sens de la vie qu'ils avaient perdu. On utilise pour cela aussi bien les événements vécus au cours du séjour que les éléments antérieurs. Bien sûr, le soulagement éprouvé par le jeune, à l'issue du séjour, serait illusoire, par manque d'élaboration personnelle, si le travail thérapeutique n'était pris en relais par une psychothérapie plus classique, à laquelle il fournit cependant un fondement et une chance d'exister. Ce qui est thérapeutique, dans ces courts séjours, provient tout autant de ce qui se passe entre les jeunes eux-mêmes qu'entre le jeune et les thérapeutes. Ces derniers ont cependant le rôle principal : ils sont garants de la restitution du sens, qui sans eux pourrait parfaitement ne pas se produire, ou se déliter encore davantage.

Comparant les pratiques institutionnelles occidentales avec les cures guérisseuses, nous analyserons maintenant le *cadre*, les *pratiques (rituelles)*, le *rétablissement des repères existentiels*, la *transformation de la position relationnelle* du patient.

1. Le cadre : C'est un ensemble de dispositifs, propres à une cure et à toutes celles qui se réclament de la même méthode. Il vise à « standardiser » les conditions de la pratique, pour que les seuls éléments variants soient propres au patient et à ses problèmes spécifiques. Il vise aussi à faciliter l'application de la méthode thérapeutique. Il repose sur des présupposés culturels ou théoriques, lesquels ne sont pas toujours explicités. Le cadre rend également manifestes les limites de la méthode suivie : il convient parfaitement à certains, pas du tout à d'autres. Le thérapeute est obligé de sélectionner les patients susceptibles d'accepter le cadre et de tirer profit de la méthode, ou, s'il préfère accepter tout le monde, d'adapter l'un et l'autre aux besoins du travail avec

chacun des patients. Quand on compare le cadre des pratiques guérisseuses avec celui des thérapies occidentales officielles, regroupées ici pour les besoins de la cause sans tenir compte de leurs énormes divergences, on est frappé d'une chose : les thérapies traditionnelles incluent dans leur cadre la relation entre le patient et sa communauté de vie. Les guérisseurs travaillent généralement en présence de la famille et du groupe, ou au moins de leurs représentants. Ils assument les croyances populaires, dont ils se présentent comme des spécialistes, et s'abstiennent de toute critique sociale. Pour ces motifs, nous les dirons *inclusives*. A l'inverse, les thérapies occidentales ont tendance à se construire une sorte de niche écologique, qui conforte leur pratique. Elles sélectionnent ce qui leur convient, tout en excluant ce qui ne leur convient pas. Nous les appellerons, pour cette raison, *sélectives*. Nous verrons bientôt l'origine et les conséquences de cette différence.

2. Les pratiques : Celles des guérisseurs sont à la fois *symboliques et réalistes*. Symboliques, parce qu'elles procèdent de tout un réseau de correspondances, établies par la culture, entre les éléments les plus divers, par exemple la cosmogonie et la cuisine… Réalistes, parce qu'elles prétendent agir directement sur la réalité, visible ou invisible. Il n'y a aucune contradiction dans cette démarche : la représentation de l'univers dont elles se réclament est celle d'une réalité symbolique. En revanche, les thérapeutes occidentaux séparent la réalité du symbolique. Certains agissent sur le *corps machine*, d'autres acceptent l'existence d'une réalité psychologique (appelée précisément *appareil psychique*) et cherchent à en modifier le fonctionnement. Parmi ces derniers, ceux qui acceptent de s'intéresser au symbolique ne le font que parce qu'ils le considèrent comme l'un des modes de fonctionnement de la réalité psychique. Mais ce qu'ils visent, c'est de le *décoder* de manière à en réduire le mystère. Leurs pratiques sont *réductrices et déconstructivistes*.

3. Les repères existentiels : Chacun de nous a besoin de repères, pour nous situer dans l'existence, et pour savoir qui nous sommes. Tantôt nous marquons notre différence par rapport à ces repères, tantôt nous nous en servons comme des supports d'identification. Les deux positions semblent indispensables : sans différence, la vie serait fusion et confusion ; sans identification, le monde nous serait trop étranger. Une bonne part des troubles psychiques a quelque chose à voir avec les repères existentiels :

Dans la psychose, ils se brouillent, comme l'identité personnelle, qui en dépend, et des repérages imaginaires (délirants) prennent alors leur place.

Dans la dépression, l'identification aux modèles idéaux est impossible, et les repères inaccessibles cessent de nourrir l'image de soi.

Dans la névrose, les repères deviennent oppressifs, écrasent l'individu.

Dans les états limites, les repères sont mal posés, tantôt tyranniques sans légitimité, tantôt inexistants.

Cette difficulté avec les repères, sans doute universelle et intemporelle, peut être aussi accentuée par le contexte historique et culturel. Le drame de l'Occident, qui est aussi sa grandeur, est de s'imposer un mouvement continuel de dépassement et de contestation de ses propres fondements. Qu'on lui donne ou non le nom de *progrès*, ce mouvement sape et contrarie la construction de repères fixes. Il oblige les groupes humains, les familles, les individus à construire eux-mêmes ceux dont ils ont besoin

Nous vivons ainsi dans une culture où les repères sont *bricolés*, et ne tiennent pas longtemps. Il y a longtemps déjà que nous avons perdu la notion médiévale d'une transcendance qui garantirait l'ordre du monde. Les conséquences sont nombreuses. Une d'entre elles nous intéresse au premier chef : la guérison des maladies mentales par la psychothérapie dépend de la capacité des individus de se passer du recours à la transcendance, et de se contenter de repères « bricolés ». En d'autres termes, les méthodes psychothérapiques occidentales sont obligées de se passer du *discours absolu*, du recours à la Vérité, en somme de se passer de Dieu. Elles ne proposent que des vérités relatives, de portée réduite. Les meilleures d'entre elles n'en proposent d'ailleurs aucune, mais recherchent la vérité du Sujet. Cela marche avec une partie des patients, mais échoue avec d'autres, notamment avec les psychotiques. A l'opposé, les méthodes traditionnelles reposent toutes sur l'idée d'une transcendance, d'un ordre du monde. La maladie se situe toujours, comme la contestation, du côté du désordre. La guérison est conçue comme le retour à une harmonie préétablie qui se réfère à une forme de Vérité, à un en-soi. Les repères sont fixes, ou considérés comme tels. Peu importe s'ils varient, en réalité, à peu près autant que les nôtres.

4. La position relationnelle du patient : Les thérapies occidentales prennent le Sujet comme point de référence (*L'homme est la mesure de toute chose*, disaient les sophistes grecs, qui nous ont formé l'esprit en ce domaine). Les repères varient, mais le Sujet est considéré comme un point fixe. A l'inverse, dans les thérapies traditionnelles, les repères (culturels, sociaux, familiaux) sont considérés comme fixes, et c'est l'individu malade, c'est-à-dire déviant, qui est invité à se repositionner par rapport à eux.

Concrètement, cela se fait par des rites et par des interdits symboliques. Par exemple, si la divination a constaté que je me situais dans un rapport *sanglant* avec des forces surnaturelles, on me dira de ne pas porter de vêtements *rouges* pendant quelques mois. Cet exemple peut paraître simpliste, mais il fait partie de tout un ensemble signifiant. L'interdit est un message, que je ressentirai comme une injonction à calmer une colère dont je n'avais peut-être pas conscience jusque-là, à faire la paix en moi et avec mon entourage. Un rituel de réconciliation sera mis en place. On me demandera de retisser le lien aux ancêtres, quelles que soient les raisons qui m'en avaient écarté, parce que sans ce lien je ne peux pas vivre.

Dans les univers traditionnels, la révolte individualiste ne mène qu'à la maladie et à la mort (la mienne ou celle d'autrui). C'est dans ce contexte que le *repositionnement relationnel* devient un moyen thérapeutique de première importance. Le guérisseur ne cherche pas à changer le patient ; ou tout au moins, ce changement est-il perçu comme une conséquence secondaire, et presque évidente, de la nouvelle donne relationnelle. Le guérisseur cherche à rendre au patient sa place dans le groupe, et à transformer un élément parasitaire, isolé, en un élément harmonieux et fonctionnel de l'échange social. Pour atteindre ce but, il ne déclare évidemment pas ses intentions, ce qui n'aboutirait qu'à exacerber les résistances. Il fait référence aux *représentations* (aux croyances concernant la nature et les causes des maladies) pour justifier logiquement des pratiques rituelles qui aboutissent, « comme par hasard », à harmoniser les relations familiales.

Cette manière de faire ressemble tellement aux thérapies stratégiques qu'il est difficile à un observateur occidental de ne pas suspecter le guérisseur d'instrumentaliser la croyance dont il se réclame. Tout est possible, bien sûr. Pourtant, la plupart des guérisseurs croient sincèrement à la réalité des forces surnaturelles auxquelles ils se confrontent. Dans un univers symbolique, l'utilisation d'un symbole est toujours, en même temps, une action sur le réel. Il n'y a pas d'opposition, mais au contraire, intrication intime des deux aspects d'une même réalité. Vis-à-vis de la réalité, le système symbolique est lui-même dans un rapport de similitude, qui évoque le « corps astral » par rapport au corps physique. Agir sur le premier permet tout naturellement d'agir sur le second. Dans notre monde occidental, les thérapeutes stratégiques ne disposent, pas plus que les autres thérapeutes, d'une telle « voie royale » d'action thérapeutique.

La raison principale des différences que nous avons signalées entre les thérapies traditionnelles et les thérapies occidentales officielles réside à mon sens dans ce qu'on peut appeler le *mouvement de la cure*, c'est-à-dire le but vers lequel elle tend. Toute thérapie a un but : qu'elle le proclame ou non, il s'agit d'obtenir des effets que la personne elle-même (ou son entourage) juge favorables, en référence à l'idée que les uns et les autres se font de ce que doit être une personne *accomplie*. Le but et la façon d'y parvenir dépendent donc de la définition que l'on donne de la personne humaine, et mieux encore, de la manière dont on décrit la formation de la personnalité au sein du contexte culturel et social. À première vue, nous donnons de la normalité, ou de l'accomplissement personnel, une définition fonctionnelle : il faut que la personne soit à même d'atteindre ses objectifs existentiels (« aimer et travailler », disait Freud). À y voir de plus près, la définition est surtout culturelle : la culture nous assigne un modèle d'humanité, en nous enjoignant de l'atteindre, tendanciellement. Elle donne aussi certains moyens d'y parvenir, tout en créant des obstacles structurels.

Notre position sociale, et les aléas de notre vie, nous donneront ou nous refuseront d'autres moyens d'y parvenir. Ils nous créeront aussi d'autres obstacles, de type conjoncturel. La thérapie vise à lever tous ces obstacles, mais elle doit tenir compte pour ce faire du modèle à atteindre, qui dépend du contexte culturel. La psychanalyse est, paradoxalement, un bon exemple de ce que j'avance : dans la mesure même où elle pose la venue du Sujet comme seul objectif de la cure (*« Wo Es war, soll Ich werden »*), elle semble indifférente au collectif ; mais elle procède en fait d'une culture, qui fait de l'accomplissement individuel un objectif collectif. Dans cette culture, on devient soi-même en s'affirmant face aux autres, dans la rivalité (notamment oedipienne) et dans la compétition. À l'inverse, dans beaucoup de cultures traditionnelles, il est impensable d'être un être humain sans la relation aux autres, présents ou absents, vivants et morts. La conséquence est évidente : ce qui est thérapeutique dans une culture *isolante* peut rendre fou dans une culture *agglutinante* (pour détourner de leur usage légitime, par commodité, des termes utilisés en linguistique). Et réciproquement. Ce que j'appelle *mouvement de la cure*, c'est la stratégie thérapeutique générale, qui tient compte, dans sa visée, de l'architecture de la personnalité, construite par les échanges sociaux, dans un cadre culturel donné.

Ce qui précède constitue le cadre conceptuel, au sein duquel nous allons tenter de poser ce que nous croyons savoir du processus thérapeutique, après l'avoir examiné sous toutes les coutures dans les contextes les plus divers. Il s'agit en effet d'un *processus*, inscrit dans le temps, irréversible en droit comme en fait (on ne revient jamais exactement au point de départ). La maladie aussi est un processus irréversible, comme l'est la vie elle-même. L'idée d'une *restitutio ad integrum* est évidemment une simplification méthodologique de l'esprit humain, trop heureux de s'illusionner avec le mythe de l'éternel retour. C'est une illusion, mais c'est peut-être une illusion précieuse, qui permet de mobiliser les forces vives de l'esprit.

Beaucoup se représentent le processus thérapeutique comme l'*inverse* symétrique du processus pathogène : à toute force allant dans une direction, opposer une force supérieure allant dans la direction opposée. Cette idée simple, et même simpliste, donne des résultats en médecine (les antibiotiques), en psychothérapie (la *confrontation*, l'*immersion*...), et dans les thérapies traditionnelles (l'*exorcisme*). Mais une conception plus subtile consiste à faire du processus pathogène lui-même une tentative maladroite et avortée d'autoguérison, et dès lors à faire du processus thérapeutique une *correction de trajectoire*, voire une *poussée à l'extrême*, un *dépassement dans le sens même de la maladie*. C'est le cas des tentatives « antipsychiatriques », mais aussi, par exemple, de l'*endorcisme* pratiqué notamment par les NDöpkat et les Babalawo africains. Si la maladie est causée par un esprit mécontent, dont les intentions ne sont pas intrinsèquement mauvaises, on peut, au lieu de le chasser, tenter de s'en faire un allié. La relation symbolique, qu'il est facile de percevoir, entre les croyances « animistes » et l'organisation sociale de la famille et du clan, donne à ces pratiques un fondement rationnel et rend compte de leur efficacité, empiriquement constatée.

Le processus thérapeutique est un *vecteur* : une force appliquée dans une direction donnée. Comme le ferait une rivière, cette force rencontre des résistances, connaît des moments de stagnation, des moments forts, et surtout ce qu'on nomme des *bifurcations*, des moments de choix décisifs.

Prenons encore une fois le cas du Président Schreber, indépassable exemple de processus pathogène et thérapeutique spontanés. Pourquoi, après avoir guéri de sa dépression traumatique avec l'aide supposée du Prof. Flechsig, retombe-t-il malade bien plus gravement quelques mois plus tard en faisant du même Flechsig son persécuteur ? Pourquoi la psychose, après l'avoir conduit aux portes de la démence vésanique, se restructure-t-elle bien plus tard en schizophrénie paranoïde, puis en paraphrénie ? Dans ce processus, quel rôle jouent les transferts institutionnels, la relation personnelle avec des infirmiers, des médecins, les visites de son épouse, et surtout la rédaction de son livre, *Denkwurdigkeiten eines Nervenkranken* ? Pourquoi redevient-il à nouveau plus malade, quelques années après être sorti de l'hôpital et avoir adopté une petite fille ? Toutes les réponses à ces questions ne peuvent être données ici. Je me contenterai de quelques hypothèses.

D'abord, je crois que la première « guérison », ou rémission, portait en elle les germes de la rechute ultérieure. Elle reposait en effet sur une erreur et sur une imposture, chose que la psychose ne pardonne pas. L'erreur était celle de Flechsig, qui a méconnu le diagnostic véritable. L'imposture est celle qui fit de Flechsig le sauveur « miraculeux » de Schreber (longtemps, l'épouse de Schreber a conservé sur sa table le portrait de celui qui avait sauvé son mari). Mis dans cette position usurpée, car il n'avait en réalité pas fait grand-chose, le professeur était idéalement placé pour devenir le persécuteur, lorsque l'évidence de son échec est devenue manifeste. Le pouvoir de Flechsig n'a pas été mis en doute, c'est son intention thérapeutique qui s'est transformée en son contraire. Schreber ne pouvait simplement pas supporter d'être livré au pouvoir absolu de quelqu'un, quel qu'il soit, de la même façon qu'il n'avait pas pu supporter le pouvoir absolu que son propre père s'était arrogé sur lui tout au long de son enfance. Pour lui, tout pouvoir absolu devenait un « meurtre d'âme ». Par la suite, le détenteur du pouvoir absolu ne pouvait être que Dieu, c'est donc Dieu lui-même qui est devenu le persécuteur principal. En vertu de l'ambivalence fondamentale de Schreber envers son père, Dieu s'est alors dédoublé en un Dieu inférieur mauvais (Ahriman) et un Dieu supérieur bienveillant (Ormuzd). Finalement, le Dieu Supérieur fut perçu comme l'auteur de la transformation de Schreber en femme (*éviration*), mais cette nouvelle persécution fut acceptée par lui comme *conforme à l'ordre de l'univers*. L'acceptation de sa part féminine, dont la conscience confuse était la cause profonde de la psychose, a permis sa « guérison » provisoire. Nous voyons par là que la psychose est une aventure logique, qui vise à résoudre une question existentielle à laquelle le patient peut apporter des réponses multiples, dont les conséquences sont l'aggravation, l'amélioration ou la transformation de ses symptômes.

On peut élargir le débat. Dans tous les troubles dits mentaux, nous voyons que surviennent successivement plusieurs moments cruciaux, qu'on appelle parfois des *bifurcations,* où l'émergence de nouvelles éventualités devient possible. C'est à ces moments-là que l'intervention d'une tierce personne peut être thérapeutique ou pathogène. Les moments cruciaux sont ceux où se condensent les données dont dépendent l'avenir, suspendu à un choix qui peut être implicite, ou qui semble anodin. A ces moments-là, des événements, qui dans d'autres circonstances auraient été sans importance, deviennent déterminants.

C'est comme cela que nous nous représentons l'Objet thérapeutique, dont les guérisseurs font grand usage, mais dont nous pouvons aussi constater l'existence fortuite, involontaire, en milieu occidental. Un objet thérapeutique est fait de symboles, et par ces symboles il résume la position de la personne à laquelle il est destiné, et engage son destin. Dans un contexte traditionnel, il est composé « scientifiquement » (c'est-à-dire en fonction d'un savoir), après consultation divinatoire. Mais il arrive souvent qu'un objet rencontré fortuitement acquière pour quelqu'un une valeur de talisman, pour des raisons qui restent floues. Je ne crois pas qu'il soit essentiel que le possesseur de l'objet ignore les raisons de son pouvoir. Ce pouvoir ne disparaîtrait pas nécessairement si le symbolisme était explicité. Par contre, l'ignorance des mécanismes symboliques en cause ajoute au pouvoir de l'objet le poids d'un de ces *facteurs aspécifiques* dont j'ai déjà parlé : celui du mystère et de la suggestion.

Par ailleurs, il n'y a pas que l'Objet thérapeutique. L'Objet maléfique existe aussi dans les pratiques traditionnelles, et la littérature fantastique en fait un grand usage. Sa composition relève pratiquement des mêmes règles, de sorte que la question se pose : qu'est-ce donc qui les différencie ? La réponse, la voici: l'objet maléfique est destiné à *lier* : lier la victime à un destin malheureux, *nouer l'aiguillette* par exemple (rendre un homme impuissant au moyen de noeuds magiques). Le nœud est le symbole de ce qui oblige, contre le cours normal des choses. Il est utilisé universellement pour réaliser des charmes. On trouve dans le Coran cette très belle Sourate (113, Al-Falaq) :

> *« Dis : Je cherche protection auprès du Seigneur de l'aube naissante*
> *Contre le mal des êtres qu'Il a créés,*
> *Contre le mal de l'obscurité qui grandit*
> *Contre le mal de celles qui soufflent sur les nœuds*
> *Contre le mal de l'envieux qui envie ».*

Lier, c'est établir des relations entre des choses qui selon l'ordre naturel, n'en avaient pas entre elles. C'est obtenir, dès lors, des effets contraires à l'ordre naturel. On ne peut s'empêcher d'associer cela avec ce qui se produit en psychanalyse, lorsque se tissent des liens entre des événements hétérogènes, par exemple entre ceux de l'enfance et ceux de l'actualité, ou entre le psychanalyste et les images parentales. On parle alors de névrose de transfert. On pourrait tout aussi bien parler d'ensorcellement.

Ces liens sont contemporains d'une phase de l'analyse qui accentue la contrainte subie par l'analysant, et qui n'a de valeur que pour autant qu'il s'en dégage. Mais dans l'analyse, les deux phases successives (qui certes peuvent s'interpénétrer) s'engendrent l'une l'autre. Les liens de contrainte préexistent à l'analyse ; la création de nouveaux liens, ou leur accentuation, sont dus à une reviviscence que le transfert permet et instaure, mais qui permet elle-même un travail de conscientisation, de distanciation, et finalement de *déliaison.* Lier pour délier est tout le secret et tout l'art de l'analyse.

Qu'en est-il des thérapies traditionnelles ? L'objet maléfique lie, et ne fait que cela. L'objet protecteur peut suivre plusieurs voies : il peut servir de rempart, en détournant les forces mauvaises ; il peut, agissant plus activement, lier l'agresseur ; il peut enfin lier la personne à protéger à une force intrinsèquement bonne (c'est ce que font les talismans coraniques par exemple).

Dans ce qui précède, nous nous situons dans le cadre de l'efficacité symbolique. Il me semble que ce cadre correspond à l'état normal du fonctionnement de l'esprit humain. Nous sommes des êtres de langage, notre expérience est d'agir constamment sur la réalité qui nous entoure et sur nos semblables, par l'intermédiaire de la parole. La parole est pour nous l'image même de la réalité. Plus encore, elle construit pour nous une formidable représentation imagée du monde, au-delà des mots, mais passant par eux, et impossible à communiquer sans eux. A l'origine, du fait de notre condition de sujets parlants, la relation symbolique et l'efficacité qu'elle possède sont pour nous de l'ordre de l'évidence.

Une évolution historique, en cours depuis la Renaissance, et qui culmine aujourd'hui, a cependant fait peu à peu de cette évidence, une superstition. La formule qui synthétise le mieux cette évolution est donnée par Ferdinand de Saussure, le grand linguiste genevois : *le signe est arbitraire par rapport au signifié.* Cette formule, à laquelle j'adhère pleinement, s'inscrit en faux par rapport à la pensée naturelle des êtres humains. Elle n'est possible qu'à l'issue d'une longue évolution, d'une longue et douloureuse distanciation. Pour autant, elle ne ruine pas la relation symbolique : elle la définit au contraire et la rend opérationnelle, en empêchant l'être humain de succomber à la fascination qu'elle inspire. Il faudrait pouvoir en rester là, c'est-à-dire admettre que le mot n'est pas la chose, sans pour autant cesser d'être sensible à l'omniprésence et à la beauté des symboles, à la richesse infinie de leurs significations. Sans cesser de se laisser guider par eux.

En fait, le monde moderne est allé beaucoup plus loin : il a cherché à construire une épistémologie objective du monde, ce qui consiste ni plus ni moins qu'à rendre caduc le langage, non certes comme moyen de communication, mais comme modèle explicatif du monde. Il cherche à remplacer le langage commun par le langage scientifique, qui n'est pas symbolique, mais signalétique [84]. Dès lors, l'efficacité symbolique se trouve remplacée par une autre sorte d'efficacité : l'efficacité scientifique.

Nos contemporains occidentaux, pour la plupart, adhèrent à cette croyance nouvelle. Ils se réclament d'une épistémologie scientifique. Mais cette adhésion est trompeuse. L'efficacité symbolique n'a pas disparu, elle est simplement recouverte, enfouie en nous. La coexistence méconnue, en chacun de nous, de deux épistémologies concurrentes, fait de nous d'une certaine manière, des schizophrènes. Et la façon dont l'épistémologie symbolique se manifeste en nous est particulièrement mal maîtrisée, et simpliste : c'est ce qui explique que nous soyons

---

[84]L'adjectif signalétique se réfère au signal (par exemple ferroviaire) qui n'a, et ne peut avoir, qu'une seule signification.

effectivement superstitieux, que nous lisions avec un intérêt honteux les horoscopes des journaux par exemple, qui sont à la symbolique astrologique ce que le fast-food est à la gastronomie. C'est aussi ce qui explique, probablement, que la psychose soit chez nous une maladie incurable.

Car les psychotiques sont, par excellence, des gens superstitieux, c'est-à-dire des gens qui confondent le signifiant et le signifié. Toutefois, ils ont fait de cette confusion une vraie croyance, et parfois toute une ontologie. Pour eux, la relation symbolique proprement dite n'existe pas. Tout est également réel, la chose et le mot qui la désigne. Ce qu'ils ont connu, au moment où le délire les a envahis, est une *désymbolisation.* Il y a, me semble-t-il, un isomorphisme entre l'expérience individuelle de désymbolisation, qui conduit à la psychose, et l'expérience collective de désymbolisation du monde perçu, désymbolisation que notre société connaît et revendique. Dans notre culture, il est facile de vivre une expérience de désymbolisation, alors que l'inverse, la resymbolisation, est extrêmement ardu, pour ne pas dire impossible. Pourtant, pour réussir avec les psychotiques, le processus thérapeutique devrait pouvoir y arriver.

Mon expérience clinique me fait croire que ce n'est pas tout à fait impossible. Un patient schizophrène avait élaboré un vaste délire d'imagination, dans lequel les dieux de l'Olympe lui parlaient. J'avais entrepris avec lui des séances thérapeutiques, basées sur le modelage de figurines censées représenter l'image de son corps, et des figures parentales [85]. Les corps étaient systématiquement privés d'appendices sexuels, et les images parentales étaient des blocs informes, privés de forme humaine et de différenciation. Un jour, il s'est représenté lui-même sous la forme d'un cœur. Pour montrer que ce cœur était blessé, il a fabriqué un couteau qui le perçait de bas en haut. Ensuite, il me dit que cette blessure était lourde à porter. Il a fabriqué alors une brouette, dans laquelle il a

---

[85]La méthode était celle de Gisela PANKOW. L'issue tragique ne lui est nullement attribuable.

placé le cœur en question. Je me suis alors aperçu que, vu sous un certain angle, l'ensemble formait une figure humaine complète : la brouette formait la tête, le torse et les membres. Le cœur était bien à sa place anatomique, et le couteau, avec sa lame, son manche et sa garde, formait le pénis et les testicules. Je le lui ai fait remarquer, et cette suggestion fut parfaitement accueillie. C'est la première fois qu'il arrivait à ce degré de représentation du corps humain. Il en était visiblement satisfait. Il me dit alors que dans son enfance, il avait un jour demandé à sa mère comment on faisait les enfants, et qu'elle lui avait répondu quelque chose qui lui avait percé le cœur. Je ne saurai jamais ce qu'avait été la réponse de la mère. J'ai supposé qu'elle s'était moquée de sa curiosité, pourtant légitime, et qu'elle l'avait dès lors disqualifié en tant qu'être sexué. Mais à partir de là, le délire a cessé d'être actif, non sans dommage : car il a cessé aussi de protéger mon patient contre des tendances dépressives profondes, qui finalement l'ont conduit au suicide. L'histoire est tragique. Elle montre évidemment l'utilité des défenses psychotiques, et le danger d'en priver quelqu'un qui s'est reconstruit à partir d'un délire. Mais elle montre aussi la réalité potentielle de la resymbolisation. Celle-ci, malheureusement, ne suffit pas toujours à rendre le monde vivable.

Notes

1) Une partie de cette introduction provient d'un exposé fait à Québec le 21 mai 2008, au Congrès du GIFRIC, dont le thème était : « Que peut espérer le psychotique aujourd'hui ? ».

2) Autrefois, quand les hommes voulaient commercer avec un groupe inconnu, ils plaçaient des marchandises à l'orée de son territoire et attendaient, à distance respectueuse, que l'autre groupe se manifeste. Si ce dernier acceptait le principe de l'échange, il mettait en face des marchandises déposées, d'autres marchandises supposées de valeur égale, et s'en allait. Les premiers prenaient les bien proposés, laissant en place ceux qu'ils avaient déposés, sauf si leur valeur n'était pas égale à leurs yeux. Par essais et erreurs, on arrivait à un accord. Cette procédure commerciale non verbale est le modèle qui nous permet ici de comprendre la naissance de la communication par inférence. Le langage vient après.

3) Je reconnais que cette affirmation est abrupte. Elle demanderait à être appuyée sur des faits. Mais bien qu'elle soit conforme aux constatations empiriques des psychiatres, cette confirmation est difficile à trouver, et cela pour une raison simple : la plupart des études épidémiologiques sont faites pour vérifier le postulat de l'universalité des maladies mentales, et la vérifient en effet, grâce à un tour de passe-passe méthodologique qui consiste à grouper, par exemple, toutes les formes de psychoses schizophréniformes dans la même catégorie, sans prendre en compte les différences évolutives. L'étude citée (Sartorius et al.) a le grand mérite de signaler l'existence de ces différences, au bénéfice des sociétés africaines. Cette étude valide ainsi l'expérience des cliniciens qui ont travaillé sur place. Mais l'expérience clinique va encore plus loin puisqu'elle remarque que cet avantage tend à s'estomper, à mesure que les sociétés africaines se transforment sur le modèle occidental. Ce point mettrait décisivement en évidence le rôle des transformations sociales sur la clinique psychiatrique, mais jusqu'ici je n'ai pas réussi à en trouver la confirmation

épidémiologique.

4) L'explication de Filip De Boeck mérite qu'on s'y attarde un instant. La déstructuration post-coloniale des liens communautaires est le *primum movens* du processus. La population désorientée se cherche des repères, et les trouve très souvent dans des groupes charismatiques, qui prospèrent partout en Afrique. Il y en a d'ailleurs de fort estimables. Mais la synthèse qu'ils effectuent entre la sorcellerie africaine et le problème du Mal, de tradition chrétienne, a des effets dévastateurs : l'idée du péché originel, qui vient s'identifier avec celle de la sorcellerie traditionnelle, conduit à la notion d'enfants-sorciers, que nul baptême ne suffit plus à purifier.

5) Les malades se rendent compte de la fragilité de leur thérapeute, et parfois ils le font à leur détriment. Un homme, qui avait vécu des faits de guerre très horribles, s'était un jour permis d'en parler à son psychiatre. Celui-ci n'avait pas pu s'empêcher de pleurer. Le patient n'est jamais retourné le voir, parce qu'il le trouvait décidément trop fragile pour recevoir une histoire comme la sienne. A l'inverse, le patient peut être blessé par la froideur du thérapeute, ou par son indifférence. La bonne mesure n'est pas facile à trouver. Il est important d'être touché, important aussi de montrer qu'on est capable d' « encaisser ».

6) La notion de *meurtre d'âme*, centrale aux yeux du Président Schreber, n'est pas explicitée dans la version publiée du livre qu'il a écrit durant son hospitalisation forcée pour justifier sa demande d'élargissement. Il en avait pourtant parlé explicitement, mais le contenu paraissait inconvenant, à cette époque. Dès lors, l'éditeur a préféré retirer les passages concernés comme étant « *impropres à l'impression* ». Tout ce que nous savons est que ce meurtre permettait au meurtrier de prendre possession de l'âme de sa victime, et *« qu'un meurtre d'âme aurait été commis sur un ancêtre de Schreber par un ancêtre de Flechsig, à l'époque de Frédéric le Grand ».*

7) Dans un article paru dans l'Évolution Psychiatrique en 1981, *Le mythe fou*, j'ai tenté d'appliquer à deux délires paranoïdes la méthode structurale définie par Levi-Strauss pour l'analyse des mythes. Une des conclusions de ce travail fut de montrer que dans ces cas particuliers, certaines caractéristiques logiques du délire pouvaient avoir une influence sur son évolution clinique ultérieure.

8) On discute toujours autour de cette question : Hitler était-il fou ? La folie n'est pas nécessairement associée à une incapacité de prendre des décisions pertinentes. Par contre, elle se caractérise souvent par le fait que des convictions, contraires au sens commun, sont affirmées et maintenues passionnément, envers et contre toutes les évidences. Ce sont des *idées prévalentes*. Gérard Mendel, dans *La révolte contre le Père. Introduction à la sociopsychanalyse* (1968) a interprété la haine du père, assimilé au Juif, et l'attachement passionné à la mère, assimilée au peuple allemand, comme un signe de forclusion psychotique.

9) Je crois réellement que l'idéologie dominante, au début du XXème siècle, n'était pas le marxisme comme on l'a dit, mais le fascisme. Ne fût-ce que parce qu'il a été capable d'imprégner la doctrine marxiste-léniniste de préjugés petit-bourgeois, antisémites et autoritaristes qui l'ont empêchée de réaliser le programme politique imaginé par Marx.

10) Une explication intéressante de la répulsion qu'inspire aux gens « normaux » la coutume de manger de la terre est donnée par Jean Laplanche, lorsqu'il observe dans *Sexual* (p.157) que *« le sexual (i.e. la sexualité infantile) se définirait par « ce qui est condamné par l'adulte ». Vous n'avez pas un texte de Freud où il parle de la sexualité infantile sans mettre cette opposition en avant… comme quelque chose qui (la) définit véritablement… et je crois que, même de nos jours, la sexualité infantile proprement dite est ce qui répugne le plus à la vision de l'adulte ».*

11) L'affirmation selon laquelle la connaissance chamanique ne fait l'objet d'aucune évolution est évidemment spécieuse. Elle n'est vraie que si l'on se place du point de vue de sa propre théorie (le savoir vient des esprits). Quand on observe les choses de l'extérieur, on constate au contraire une capacité d'adaptation extraordinaire du savoir traditionnel, et notamment chamanique, aux changements sociaux. Dans sa thèse, Maria Khaskelberg a bien mis ce fait en évidence chez les guérisseurs moscovites contemporains. Ceux-ci ne sont pas des chamanes, au sens ethnologique du terme. Mais il est frappant de constater chez eux, en tout cas chez la plupart d'entre eux, la persistance de représentations et de pratiques héritées en droite ligne des chamanes russes ou sibériens d'autrefois. S'ils intègrent des éléments hétérogènes (orientaux ou occidentaux), c'est pour faire une synthèse qui maintient presque intactes les catégories de pensée sur lesquelles se fondait le chamanisme originel.

12) L'atrabile, ou bile noire, est une humeur parfaitement mythique. On croyait que son siège était la rate, parce que cet organe est en effet bourré d'une substance noirâtre, en fait un concentré de globules rouges. On attribuait la mélancolie (« maladie de la bile noire ») à un excès d'atrabile, d'où son nom. Mais le caractère imaginaire de l'humeur noire n'enlève rien à la réalité des états cliniques décrits sous ce nom. Et même, la pertinence des descriptions cliniques datant de l'âge classique et même du moyen âge, en rapport avec cette substance mythique, dépasse de très loin celle des descriptions consensuelles du DSM. Dans un tout autre contexte clinique , voici un bon exemple: lorsqu'un malade souffrait de variole, l'infection virale ne se manifestait au début de la maladie que par une fièvre intense. La théorie médicale en vigueur parlait de *coction des humeurs*. Par la suite, apparaissaient des papules et des pustules : on disait que l'humeur se frayait un chemin de l'intérieur du corps vers l'extérieur. L'éruption allait souvent de pair avec une baisse de la température : les mauvaises humeurs devaient être expulsées, pour que le malade puisse guérir. Il arrivait parfois que le malade meure avant même que l'éruption ne se produise : on pouvait le

comprendre, puisque dans ce cas la totalité des *humeurs peccantes* restaient dans le corps.

13) Cette notation contribue à autoriser B. Maupoil à assimiler la divination de Fa à une forme de géomancie. Il se fonde aussi sur la ressemblance entre les signes divinatoires et ceux, bien plus sommaires, de certaines formes de géomancie européenne.

14) Il n'y a pas de relation directe entre la divination de Fa et les cultes vaudou de possession, sauf qu'il s'agit du même univers religieux. Les cultes de possession, qui ont également une fonction thérapeutique, permettent de découvrir la relation entre une personne et un orisha/vodu particulier, et à apprivoiser cette force surpuissante pour que la personne ne soit pas détruite par elle. Les personnes qu'un dieu a coutume de « chevaucher » lors des cérémonies, finissent par posséder un ensemble de caractéristiques physiques, mentales ou comportementales, qui permettent de deviner facilement le dieu dont il s'agit. C'est encore un exemple d'élaboration, et d'appropriation de traits culturels. C'est un exemple aussi de la manière dont une personnalité, sans doute prédisposée, se transforme de façon continue, même à l'âge adulte, en fonction du modèle qui lui est proposé.

15) J. Favret-Saada a peut-être raison. Elle ne s'explique cependant pas sur ce qui fonde sa conviction, qui évoque pour moi celle de nombreux chercheurs de l'Ecole de Fann, et la mienne à l'époque (1971), quant à l'inexistence réelle des sorciers anthropophages. Notre thèse était qu'il s'agissait d'un mécanisme de projection : le Sorcier, c'était l'autre, imaginairement doté de pouvoirs monstrueux. Il a fallu que j'écoute René Ahyi, professeur de psychiatrie à Cotonou, puis que j'aille moi-même au Bénin, pour me convaincre de la réalité de la sorcellerie africaine sous ses formes les mieux organisées.

16) La notion d'embrayeur de violence me paraît être importante sur le plan théorique, surtout si nous admettons l'existence de plusieurs formes d' « embrayeurs » capables d'exercer des effets psychiques. Il s'agirait de messages, verbaux ou non verbaux, détournés de l'usage communicationnel normal, qui surprennent le récepteur et l'obligent à modifier, sans le vouloir, sans pouvoir réagir, son fonctionnement mental. Ils pourraient jouer un rôle important, notamment, dans le déclenchement des psychoses (D. Schurmans, 1986).

17) Quand un système est soumis à une pression, quelle que soit sa force et surtout si elle est forte, il tend à maintenir son homéostasie, et résiste donc au changement. C'est la règle générale. Cette règle souffre une exception : quand la pression s'exerce sur un point de déséquilibre. L'effet de surprise joue aussi. C'est ce qui donne aux interventions des systémiciens un caractère souvent déraisonnable, que l'on a pu comparer aux « koan » des maîtres Zen.

18) Louis Crocq, grand spécialiste français des traumatismes psychiques de guerre, explique très bien comment le déni de la réalité des traumas psychiques a conduit certains militaires, en 1914-18, devant le poteau d'exécution. Heureusement, le plus souvent, on agissait médicalement, avec les moyens de l'époque, pour renvoyer le soldat au front le plus vite possible. La situation avait à peine bougé lors du deuxième conflit mondial, et c'est la guerre du Viêt-Nam qui a donné aux psychiatres américains l'occasion de reconnaître, de théoriser et de traiter ces troubles.

<u>Bibliographie</u>

AOUATTAH Ali, *Ethnopsychiatrie maghrébine. Représentation et thérapie traditionnelle de la maladie mentale au Maroc*, Paris, L'Harmattan, 1993.

BATESON G., *Vers une écologie de l'esprit*, T.1 (1977) et 2 (1980), Paris, Le Seuil.

BRUNER J., *Car la culture donne forme à l'esprit*, Paris, ESHEL, 1990.

CLAISSE-DAUCHY R., *Médecine traditionnelle du Maghreb*, Paris, L'Harmattan, 1996.

COLLOMB H., La mort en tant qu'organisateur des syndromes psychosomatiques en Afrique, in Psychopathologie Africaine, 1977, 13, 2, 137-147.

CONTRERAS J., FAVRET-SAADA J. et al., *Le Moi et l'Autre*, Paris, Denoël, 1985.

CROCQ L., *Les traumatismes psychiques de guerre*, Paris, Odile Jacob, 1999.

DE BOECK F., Le deuxième monde et les enfants-sorciers en RDC, in Politique Africaine, 2000, 32, 80, 32-57.

DE HEUSCH L., *Le roi ivre ou l'origine de l'état, Mythes et rites bantous 1, 1972 ; Rois nés d'un cœur de vache, Mythes et rites bantous 2, 1982,* Paris, Gallimard.

DE PRENEUF Ch., L'homme qui fait pleurer les arbres (El Hadji Ousmane N'Dombo Ba, thérapeute et magicien), in Psychopathologie Africaine, 1969, 3, 5, 395-459.

DEVEREUX G, Les origines sociales de la schizophrénie, ou la schizophrénie sans larmes, in L'Information psychiatrique, 1965, 41, 10, 783-799.

DORES M., *Boroom xam-xam,* film 16 mm., Cinémathèque Afrique (Institut français), 1965.

DORES M., *La femme-village*, Paris, L'Harmattan, 1981.

DURAND G., *Les structures anthropologiques de l'imaginaire*, Paris, Dunod, 1960.

ELIAS N., *La civilisation des mœurs,* Paris, Calmann-Levy, 1973.

FAVRET-SAADA J., *Les mots, la mort, les sorts*, Paris, Gallimard, 1977.

FAVRET-SAADA J. et CONTRERAS J., *Corps pour corps. Enquête sur la sorcellerie dans le bocage normand*, Paris, Gallimard, 1981.

FREUD S., Au-delà du principe de plaisir, in *Essais de Psychanalyse,* Paris, Payot, 1965 (trad. franç.).

FREUD S., Le Moi et le Ça, in *O.C., vol. 16, 1921-1923*, Paris, PUF, 2003 (trad. franç.).

GAUCHET M., Essai de psychologie contemporaine 1 et 2, in Le Débat, 1998, 99 et 100.

KASWIN-BONNEFOND D., La réaction thérapeutique négative et la trace, Société Psychanalytique de Paris, online.

KHASKELBERG M., *Des lieux de soins alternatifs où se construisent des altérités communes. Représentations de la maladie et du traitement chez les guérisseurs citadins et leurs patients en Russie*, Thèse Doctorat en Psychologie, Faculté de Psychologie et des Sc. de l'Education, Un. Cath. Louvain, Louvain-la-Neuve, 2012.

LAPLANCHE J., *Nouveaux fondements pour la psychanalyse*, Paris, PUF, 1987.

LAPLANCHE J., *Sexual. La sexualité élargie au sens freudien*, Paris, PUF, 2007.

LEKEUCHE et MELON J., *Dialectique des pulsions*, Bruxelles, De Boeck, 1990.

LEVINE J.D., The Mechanisms of placebo Analgesia, in The Lancet, 1978, 2, 654-657.

LEVI-STRAUSS Cl., L'efficacité symbolique, in *Anthropologie Structurale 1,* Paris, Plon, 1958.

MARTENS Fr., Placebo et effet placebo, in MARZANO M., *Dictionnaire du Corps,* Paris, PUF, 2007.

MAUPOIL B., *La géomancie à l'ancienne Côte des Esclaves,* 1ère édition 1936, réédité par l'Institut d'Ethnologie de Paris, 1988.

MENDEL G., *La révolte contre le Père. Introduction à la sociopsychanalyse*, Paris, Payot, 1968.

MEURICE E., *Victor Hugo, Génie et folie dans sa famille*, Paris, L'Harmattan Academia, 2014.

MOERMAN D.E., *Meaning, Medicine and the placebo Effect*, Cambridge University Press, 2012.

MOSCOVICI S., *La psychanalyse, son image et son public*, Paris, PUF, 1961.

ORTIGUES E. et ORTIGUES M.C., *Œdipe africain,* Paris, Plon, 1966.

PANKOW G., *L'Homme et sa psychose*, Paris, Champs, Flammarion, 1969 (rééd. 2009).

PERRIN M., *Le chamanisme,* Paris, PUF, 2012.

RABAIN J., *L'enfant du lignage. Du sevrage à la classe d'âge chez les Wolof du Sénégal*, Paris, Payot, 1979.

SARTORIUS, JABLENSKI & SHAPIRO, Cross-Cultural Differences in the short-term Prognosis of schizophrenic Psychoses, in Schizophrenia Bulletin, 1978, 4.

SCHOTTE J., *Szondi avec Freud*, Bruxelles, Editions Universitaires/De Boeck Université, 1990.

SCHOTTE J., *Un parcours. Rencontrer, relier, dialoguer, partager*, Collection Clinique et Création, Paris, Editions Le Pli, 2006.

SCHURMANS D., Significations psychodynamiques et fonctions culturelles des interprétations traditionnelles wolof des maladies mentales, in Psychopathologie Africaine, 1971, 5, 1, 77-100.

SCHURMANS D., Le problème de l'Œdipe en Afrique. Etude en milieu wolof, in Psychopathologie Africaine, 1972, 8, 3, 325-353.

SCHURMANS D., Analyse relationnelle et processus pathogène, in L'Evolution Psychiatrique, 1979, 44, 3, 457-493.

SCHURMANS D., Le Mythe fou. Essai d'analyse structurale de deux délires paranoïdes, in L'Evolution Psychiatrique, 1981, 46, 3, 675-739.

SCHURMANS D., L'embrayeur diabolique, ou quand le langage symbolique se transforme en langage délirant, in Psychoanalyse, 4, 1986.

SCHURMANS D., *Le diable et le bon sens. Psychiatrie anthropologique de l'Afrique Noire à l'Europe,* Paris, L'Harmattan, 1994.

SCHURMANS D., Halluciner sans être fou ?, in L.T. TOVMASSIAN et H. BENTATA, *Traumatismes, lien social et éthique,* Paris, In Press, 2016.

SCHURMANS M.N., *Maladie mentale et sens commun,* Neuchâtel et Paris, Delachaux & Niestlé, 1990.

SIMONIS Y., Les Gimi de Nouvelle-Guinée savent-ils quelque chose dont nous ne voulons rien savoir (Conférence du 24 mars 2000 au GIFRIC (Montréal).

YOUNG S., *Craving Earth. Understanding Pica. The Urge to eat Clay, Starch, Ice and Chalk,* Columbia University Press, 2011.

ZEMPLENI A., *L'interprétation et la thérapie traditionnelle du désordre mental chez les Wolof et les Lebou du Sénégal*, Paris, Sorbonne, 1968.

ZEMPLENI A. et RABAIN J., L'enfant nit-ku-bon. Un tableau psychopathologique traditionnel chez les Wolof et les Lebou, in Psychopathologie Africaine, 1965, 1, 3, 329-441.

TABLE DES MATIÈRES

enfin la démarche diagnostique avec celle, intuitive, du devin, l'effet du médicament avec celui du talisman, et d'une façon générale, la théorie avec la croyance.

Sur le thème toujours controversé de l'efficacité symbolique, l'auteur relit et commente un article célèbre de Cl. LEVI-STRAUSS (dans *Anthropologie Structurale 1*), celui qui compare la démarche d'un chamane Kuna et celle d'un psychanalyste. Il dialogue à ce sujet avec l'anthropologue Michel PERRIN.

On revient ici à l'expérience personnelle de l'auteur chez un devin béninois. On montre que le consultant réagit à la révélation qui lui est faite, en élaborant peu à peu les éléments qu'il n'avait pas compris d'emblée. C'est lui-même qui crée le sens, à partir d'éléments polysémiques. Mais la même chose n'existe-t-elle pas dans plusieurs techniques projectives occidentales ?

Les belles études de Jeanne FAVRET-SAADA sur les désorceleurs du Bocage normand sont ici l'occasion d'une comparaison entre une de leurs pratiques et les thérapies brèves systémiques.

Dans ce chapitre, on compare le *susto*, considéré par beaucoup comme une maladie ethnique liée à la culture hispano-américaine, avec le *syndrome de stress post-traumatique*. Cette comparaison mène à revoir le rôle de la culture dans la formation des maladies, et le rôle métapsychologique du traumatisme. Elle mène aussi à retracer la frontière entre névrose et psychose.

L'HARMATTAN ITALIA
Via Degli Artisti 15; 10124 Torino
harmattan.italia@gmail.com

L'HARMATTAN HONGRIE
Könyvesbolt ; Kossuth L. u. 14-16
1053 Budapest

L'HARMATTAN KINSHASA
185, avenue Nyangwe
Commune de Lingwala
Kinshasa, R.D. Congo
(00243) 998697603 ou (00243) 999229662

L'HARMATTAN CONGO
67, av. E. P. Lumumba
Bât. – Congo Pharmacie (Bib. Nat.)
BP2874 Brazzaville
harmattan.congo@yahoo.fr

L'HARMATTAN GUINÉE
Almamya Rue KA 028, en face
du restaurant Le Cèdre
OKB agency BP 3470 Conakry
(00224) 657 20 85 08 / 664 28 91 96
harmattanguinee@yahoo.fr

L'HARMATTAN MALI
Rue 73, Porte 536, Niamakoro,
Cité Unicef, Bamako
Tél. 00 (223) 20205724 / +(223) 76378082
poudiougopaul@yahoo.fr
pp.harmattan@gmail.com

L'HARMATTAN CAMEROUN
BP 11486
Face à la SNI, immeuble Don Bosco
Yaoundé
(00237) 99 76 61 66
harmattancam@yahoo.fr

L'HARMATTAN CÔTE D'IVOIRE
Résidence Karl / cité des arts
Abidjan-Cocody 03 BP 1588 Abidjan 03
(00225) 05 77 87 31
etien_nda@yahoo.fr

L'HARMATTAN BURKINA
Penou Achille Some
Ouagadougou
(+226) 70 26 88 27

L'HARMATTAN SÉNÉGAL
10 VDN en face Mermoz, après le pont de Fann
BP 45034 Dakar Fann
33 825 98 58 / 33 860 9858
senharmattan@gmail.com / senlibraire@gmail.com
www.harmattansenegal.com

L'HARMATTAN BÉNIN
ISOR-BENIN
01 BP 359 COTONOU-RP
Quartier Gbèdjromèdé,
Rue Agbélenco, Lot 1247 I
Tél : 00 229 21 32 53 79
christian_dablaka123@yahoo.fr

Achevé d'imprimer par Corlet Numérique - 14110 Condé-sur-Noireau
N° d'Imprimeur : 131400 - Dépôt légal : septembre 2016 - *Imprimé en France*

www.ingramcontent.com/pod-product-compliance
Lightning Source LLC
LaVergne TN
LVHW011017061026
849535LV00006B/1931
9782343100401